葉克膜的故事

生死之間 2

柯文哲——著

柯文哲

現任台北市長。

曾任台大創傷醫學部主任、台大醫學院教授。台大醫院史上首位專責重症加護的醫師，引進葉克膜急救方式，建立器官捐贈移植登錄系統。

以「白色力量」為號召，打破藍綠對立，改變選舉文化；以急重症外科醫生的務實、效率、精準、誠實、尊重專業、要求細節為原則，打造SOP，翻轉政治，管理與擘劃市政。

二〇一九年成立台灣民眾黨。

Contents

【從醫三十年心境轉折】

【推薦序】

術德兼備的先行者

台灣大學名譽教授朱樹勳

一九九〇年我擔任台大外科主任時，為了讓科內各位醫師都學有專精，推行每一位醫師都應朝次專科努力。重大手術開完刀後病人都要進入加護病房，當時是由開刀者負責照顧。如果病人情況惡化，而開刀者正在開別的刀或者有其他事情，無法即時處理病情變化，可能導致病況加劇，甚至難以挽回。為了讓重症病人在加護病房受到更好的照顧，我乃決定建立加護病房的專責醫師，不要開刀、不要看門診、不要收住院病人，專責醫師的戰場就是加護病房。其他醫師沒有意願接受，只有柯P答應接受這個國內第一個新專科的挑戰。

一九九四年我送他到美國明尼蘇達大學醫學院外科進修一年，專攻加護病房及重症醫療；回國後，升他為外科加護病房主任。柯P天資聰敏，認真努力，整天待在加護病房，遇到病危的狀況，他會想盡辦法挽救，使用創新的方法救回病人。他每天清晨七點就出門，騎著腳踏車到醫院上班，半夜十二點才回家，從醫的三十年間，除非出國參加醫學會議，不論過年過節或颱風地震，他天天都上工，時時在待命，即使回家手機也是二十四小時開著，以便讓醫院同事隨時都能找得到他。

這本書描述的是葉克膜如何進入台灣發展的故事。一九七二年美國外科醫生羅伯特．巴列特（Robert H. Bartlett）首次將葉克膜用於急性呼吸窘迫症的病患，開啟了葉克膜的臨床應用。柯P率先將葉克膜技術從美國引進，增加台灣心臟開心手術、心臟移植及其他重症病人的存活率。

我擔任台大醫院外科主任期間，柯P曾向我建議，在台大醫院外科加護病房開始試行臨床藥師制度，而其現在已是全台各大醫院的常規制度。由此可見，他是具備開創精神的先行者。

柯P是我認識的人裡面，最有話直說，也最勇於做自己（Be Yourself）的性情中人。他講究扎實的科學基本功，注重細節，照顧病患時很有愛心、耐心與同理心，並且不吝於分享經驗，撰寫並建立完整的管理系統與SOP制度，以提升葉克膜技術的效率。在他的悉心帶領之下，二〇〇二年台大的葉克膜團隊，已經躍居世界第二大，僅次於巴列特醫師領導的密西根大學團隊——證明這支跟時間賽跑、對抗死神的隊伍所付出的努力，獲得了應有的肯定。

十七年前台灣的SARS病例中，有一例因為病況嚴重使用到葉克膜，病患被安置在台中醫院的負壓病房中。院方向台大醫院求助，希望把患者轉診到台大照護，柯P認為感染性很高的病患最好不要轉診，以避免傳染擴散，於是他自告奮勇率領葉克膜團隊前往當地支援。為了追根究柢，勇敢的柯P不畏高度感染的機率，換上隔離衣，堅持親自進到負壓隔離病房去檢查病患的情況，果然發現葉克膜根本沒有裝好。葉克膜團隊以及領導者勇敢無私的奉獻，確實讓人佩服。

這本作品裡充滿感人的故事、生死抉擇，以及視各種情況克服葉克膜運用的困難，永不放棄。讀者可以更深度探討生命尊嚴、生命價值，了解視病猶親、愛人如己的良醫，如何在面臨生死抉擇之間，盡力為病人爭取最適當的醫療與照護。

無論醫生或病人都有七情六慾，也都是血肉之軀，同樣會面臨生老病死、生離死別的考驗與試煉。如何鞭策勉勵自己成為醫術與醫德兼備的醫師，在每一個職位與不同的人生旅途上，成為願意為民眾的福祉無私奉獻的人，應該是我們行醫者不斷砥礪自己的課題。

柯P在台大醫院時，使用葉克膜治療急重症、挽回無數病人的生命而聞名國際，遇到困境時皆能克服難關往前邁進。希望他從政時也能本著不懼艱難的挑戰精神，導正政治與社會的沉痾。

【推薦序】

我敬重的「柯學長」——柯P

台大醫院心血管中心主任陳益祥

柯文哲市長與我共事了二十多年，在醫院亦合作亦競爭。在他未去市政府前，晚上十、十一點手術結束後，有時我會去他辦公室聊近況或八卦，或聆聽他近來讀書的心得，或對醫院時事的觀點。有些思考的確跳出了醫療象牙塔的思維，但「文人論壇」，常常流於清談，後來他入主北市府，就無此機緣了。這次有機會幫「老柯」寫序，著實是我的榮幸。

看了柯市長的最新著作，使我感覺到過去三十年來努力的過程，歷歷浮現眼前，幕幕清晰。每個案例都是心理及生理的天人交戰，但常常忙碌後，這些案件在我腦中的記憶就讓下一個緊急事件所填滿。誠然每個案例背後的故事，才是引人深思的一環，我也是在十數年後方知其中內幕，或當時病患及家屬未能表達之苦衷。

由於時空環境的關係，葉克膜在台灣被神化了，然而它對急重症醫療的貢獻無可抹滅。國外早在一九七〇年代就開始發展葉克膜，中間經歷一段挫折期，原因是人體試驗失敗，後來從人、機器、制度等各方面分析改進後再起飛。而台灣的葉克膜在一九九〇年代起步，正好是國外檢討失敗的那段時間。我們抱持著「盡信書不如無書」的態度，因應實務需求調整做法，原則一樣，裝備沒有百分百照抄，只要認為合理就往前走。當然，能夠這樣大膽嘗試、闖出一片天的原因，很大程度在於葉克膜是沒有辦法下的求生存之路，它是最後的醫療手段，所以倫理方面比較說得過去。

柯P大我兩屆，我們兩個人都是往前衝的個性，但因為工作屬性不同，在醫療現場我往往無法花太多時間跟病人聊天，因為多跟這個病人說一點，救治那個病人的機會就少一點。相對來說，柯P在加護病房時，對家屬來說是很好的心理治療師，有必要解釋時，他會願意坐下來好好跟對方溝通。後來我常在想，也許我應該更人性一點。

醫療是前線，背後是人性。每個急重症醫療的決定，都是醫師經過一番心理掙扎才做出來的。而柯P讓人看到了醫療底下的人性掙扎。無可否認，醫療過程充滿各種不確定性，所以我常告訴學生：「人做人的事，神做神的事，但不要把自己當神。」人生是短暫的，唯有死亡才是永恆。再偉大的人，也抵擋不了死亡。一個人頂多活一百年，而一百年對宇宙而言只是滄海一粟。每個人都是人生的過客，終究只能留在別人的記憶裡。人類的歷史，就是生死的歷史，而我們能做的，就是留下一些好的足跡。

本書中提到的每個痛苦案例，不論結果是令人高興或失望，柯P在事後對於每個抉擇都會做深入的反省，對單一事件或制度流程做檢討，將企業管理的原則引入複雜醫療的行為及決定。而這樣的習慣再再出現於他的從政之路，建立起可依循、可微調的規範（SOAP）。此外，在敘述制度及反省之餘，同時看到他對各項使命的努力過程。天下沒有白吃的午餐，也沒有憑空掉下來的機會，唯有做好每一個階段上天或長官所付與的任務，上帝自然會再開啟另一道門或路途。這樣的信念可以給下一代年輕人一些啟示，與其花時間抱怨，不如腳踏實地做好每一次的「灑掃進退」。每天進步一點，就能解決多一點問題。就像我常說的，任何事都不可能一次到位，如果這樣，iphone只會有一支，不會有iphone12。

柯P對人、對家屬的關心，以及由葉克膜的運用所衍生之生死觀的辨證與思考，現在已是醫學倫理必須觸及的領域。文中也可以感受到他對改變現有政治環境氛圍的初衷，這個心態及規格已經超越醫療層面，而是「上醫醫國」的境地。我們也寄望他能夠改變現有的政治制度，讓台灣的政治能向正面再提升。

【推薦序】

由終而始，從心出發

台北市立聯合醫院總院長黃勝堅

正當提筆寫這篇序時，腦中浮現十幾年前加護病房的一幕。

某天一位張姓中年女士到神經外科找我，希望我能去探視她罹患肺癌併多重器官衰竭的姊姊。當下我陪她走到隔壁的胸腔外科加護病房，經了解得知，病人已經使用葉克膜長達四個多月（在當時已破紀錄），更令人驚訝的則是她腫脹泛黃的身軀（因為肝衰竭黃疸），連我這個在重症領域打滾多年的老鳥，也是第一次看到這種場景。

主治醫師是年輕的學弟（現在已是台大的名醫），站在床邊看顧病人，張女士急忙拉住他的手，哭著說道：「謝謝你用心照顧我姊姊，我每天來看她都好難過，能不能放手讓她走！」沒想到我這學弟居然鎮靜地回答：「如果妳來看她會覺得難過，妳不用來沒關係，我會好好照顧姊姊。」聽到這樣的回答，我不知道該哭還是該笑，這麼有愛心又認真的醫師，面對死亡和醫療極限，唯一能做的，居然是奮戰到底！

每當病情膠著陷入困境時，「有所為」是醫師最簡單的答案，殊不知，這樣的直覺與反射，常常把病人與家屬帶入無底深淵。甚至到現在（台灣的安寧醫療已經走了三十年），許多醫師還是被這個問題所困擾。以前我常常被拜託去救人，現在卻常常被拜託去協助談放手。

二〇二〇年初，旅居美國多年的好友打電話給我，哭著說父親中風多年，最近因吸入性肺炎，住在醫院使用呼吸器已經兩個多月了，之前父親曾簽下「安寧意願書」，家屬希望能撤除維生醫療，可是主治醫師表示病患不是處於生命末期，所以無法這麼做。

對自己放下是智慧，對他人放手是慈悲。台灣的醫療發達，就醫方便，可是對於醫療極限，往往沒有共識。再加上避談死亡，一旦面對生死決策，常常會偏向延長死亡過程的方向去做決定。無效醫療的結果，病人受苦、家屬受苦，這也是目前健保危機的重要原因。

要解決這樣的問題，必須經由教育與宣導，有計畫地提升死亡識能。唯有透過不斷地對話與討論，讓大家對生命尊嚴的議題有更進一步認識，如此一來這個社會在面對死亡的過程與結果時，才會產生更多的正能量。

這本書談到許多生死的議題，有多重的面向，有感動的故事、有事後的反省與檢討，非常值得反覆品味。更重要的是，透過生命故事的闡述，能夠讓讀者好好思考，如果你是當事者，你將會如何做決定？如何面對死亡、了解死亡，才能讓我們的生命更有意義？

【推薦序】

我以為我會從台大醫院退休

立法委員蔡壁如

「樂在工作」、「工作即生活，生活即工作」，是我人生的座右銘。台大醫院是我人生的第一份工作，當初到台大醫院工作，我以為我會在那裡做到退休。

剛進台大醫院時，我就是一個小護理師，在普通外科病房，每天過著常規循環的工作模式：新病人住院，介紹病房環境及手術前衛教；手術後衛教，告知病患出院應注意事項。一年後覺得無聊，就主動報名轉調到加護病房，當年要到加護病房工作，需要接受訓練，取得訓練證書，才算符合資格。

三十年前的台大外科加護病房是一個複合式的加護病房，像個大工廠，病房一整排可以收治二十床，裡面住著心臟手術後的病患、神經外科手術後的病患，以及器官移植後的病患，還有一般外科術後需要住加護病房的患者。當時最難照顧的是心臟手術後的病人，包括心臟移植病患、先天性心臟病患童，患者手術後送到加護病房，醫護人員都如臨大敵，常常術後心律不整或是大出血，整晚都在處理輸血、CPR。外科加護病房是一個高壓力的單位，護理人員調職率、離職率都相當高。

有一天，柯文哲醫師跑來加護病房，問我要不要轉任醫療部，我問他：「那我要做什麼？」柯醫師說：「妳只要做一件事，早晚幫病患測CO（Cardiac Output，心輸出量）。」

我很納悶。「就這樣！白班工作，不用值班？」

柯醫師回我：「妳把測CO這件事做好，上白班，不用值班。現階段我也不知道還要妳做什麼？就先這樣！」

一個月後我就真正體驗到什麼叫做「不用值班」，因為外科加護病房就只有我一位醫療部的技術員，必須隨Call隨到（當年還使用BB Call），沒有值不值班的問題。

醫療臨床上常碰到要照會血液透析的問題，以及術後心臟功能不好，需要心臟超音波的照會問題，朱樹勳主任問我可不可以去接受訓練、考證照。從此開啟了我的斜槓工作，不斷學習及訓練。

一九九四年，心臟外科加護病房開始發展葉克膜，二十四小時值班，工作量大到外科部成立ECMO Team。當年我的孩子還小，每天都陪我在醫院到很晚，我女兒到現在都會開玩笑說，她小時候是在醫院長大的，這句話其實道盡許多職業婦女的無奈。

葉克膜發展初期，每天幾乎都在寫檢討報告、畫流程圖，我常戲稱自己比上小學的孩子還專心學習。為了在急救時能快速組裝葉克膜管線，設計出一套專屬台大醫院的葉克膜套包，全國通用，現在甚至連其他國家也都在使用。為了能夠安全運送病患，設計很多運輸工具的流程，包括救護車的裝備及流程、高鐵運輸的演練、SOS飛機運送的演練，成為葉克膜團隊的工作新型態。

斜槓工作的開始，也是台大醫院葉克膜的發展推動，我常開玩笑說團隊有腦、有手、有腳，組合成無敵的葉克膜團隊——從臨床病患的醫療、外科加護病房的醫學研究、工作流程的設計、建立網站資料庫、統計資料、產出論文發表，到基礎實驗室的研究。其中不乏跨科室的合作，腎臟內科急性腎衰竭的臨床研究、心臟內科與心臟外科整合型研究，甚至為了建立網站資料庫，在職進修資訊管理學系。

回想過去二十幾年，我很幸運可以跟世界很多有名且厲害的醫師一起工作，同時也發現，二十多年下來，每天RCA（Root Cause Analysis，根本原因分析檢討報告）的習慣，以及不斷學習新事物及訓練新技能，已經成為我工作和生活的一部分。

過去二十幾年在外科加護病房工作，我看盡病房內的生與死，每個案例都是我的心靈導師，開啟了我對醫學的讚嘆，以及對人性的看淡。其中有些神奇的個案教我重新認識生死，有些教導我人生道理，有些讓我體悟面對生死兩茫茫時的心得與領悟人生的無常，有些則帶給我面對未來的智慧，讓我更謙卑地面對生死，還有些案例讓我領略與世無爭，讓我看到不願面對、不願放下的執著，同時，也讓我理解醫學的極限及無奈。

每天都有機會接觸到臨終的病患及家屬，啟發出加護病房的名言：如果病人會好，要對病人好一點；如果病人不會好，要對家屬好一點，因為只有活人會告你。雖然這是一句玩笑話，卻深深體現出傾聽、溝通是最好的治療。加護病房同仁常打趣說：有醫療糾紛的，通常沒有醫療過失；有醫療過失的，通常沒有醫療糾紛。

二〇一四年初，有一天柯醫師跟葉克膜團隊說他即將要去選舉，我回他：「再見，不聯絡！」選舉到了最後，爆出MG149事件，競選團隊的人來找我，問我可不可以出面參與記者會，說清楚講明白！我心想，這是問題嗎？

當年成立MG149學術研究專款帳戶，我都覺得團隊真的很無私。MG149的宗旨：效法耶穌會的精神；自覺，才智，愛心，勇氣，以永續經營的理念發揚MG149之力量，其目的在於幫助有關人員成長，使其日後有更大的力量幫助世人。其理想在前輩幫助後輩，等後輩長大再幫助更未來的人員。

時至今日，我仍然為這個無私付出的團隊感到驕傲。雖然在政治上，驕不驕傲不是自己說了算，但在我心中仍然為這個願意上山下海、日夜工作的互助會醫療團隊，充滿抬頭挺胸的信心。

二〇一四年十一月二十九日晚上十一點五十八分，電話響起，半夢半醒間，我接起電話，聽到柯醫師的聲音，他叫我去台北市政府詢問怎麼報到。我沒有疑問，沒有遲疑，回他：「好。」就這樣，人生斜槓到了台北市政府工作，開啟另一段完全不同的旅程。

【自序】

回首來時路

民國七十七年，我服完兵役回台大外科當住院醫師，到了第三年要選次分科時，我並沒有選擇比較炫的心臟外科、神經外科等等，而是選擇最普通的一般外科。當時新上任的外科主任朱樹勳教授找我去他的辦公室，對我說：「多一個會開刀的醫生，對台大外科的整體發展沒有什麼幫助，但是如果有人可以專任外科加護病房的工作，解決外科最欠缺的術後照顧問題，對整個台大外科的助益會比較大。」他勸我改去加護病房工作，我的一生就這樣改變了方向。

曾經有網路傳言說：為什麼柯文哲會去加護病房，因為他的解剖學太爛了，所以沒有辦法當外科醫師，只好去加護病房。這個說法不成立，因為考試算是我的專長，學業成績不是問題，不可能因為解剖學不好，所以不開刀。另一個傳言是我開刀技術太爛，所以只好去外科加護病房工作。我不是天才型的外科醫師，但是我做事嚴謹、學習勤快，手術也可以達到一定的水準，所以這也不是原因。真正的理由是，我不擅長拒絕人家的勸說，所以就改行了。

要是你問我：什麼是外科加護病房的工作？簡單地講，就是開刀醫師有需要，但沒有人要做的，那就是外科加護病房的工作。例如醫師替病患做器官移植手術，手術成功救了一條性命，內心充滿成就感，又可接受家屬的歡呼。可是沒有醫師喜歡去做器官勸募，覺得那是社工的工作，而且摘取捐贈的器官，感覺很像是禿鷹，所以大家都避之唯恐不及。有需要、但沒人想做，這就是外科加護病房的工作！後來我建立台灣器官勸募組織（Organ Procurement Organization, OPO）的準則，也建立了台灣的器官捐贈移植網路登錄系統，解決了全台灣器官捐贈的相關問題。依照事先訂好的分配規則，輸入資料後由電腦配對，這也解決了器官分配的公平問題。整個流程在電腦網路上完成，效率提高也避免了捐贈器官的浪費，能夠救治更多器官衰竭的病人。

我一直以為我會因為這些成就得到衛生署頒發的醫療奉獻獎，結果後來被監察院彈劾、公務員懲戒委員會懲戒。台大醫院被監察院彈劾的人，迄今好像只有我一個。至於公務員懲戒這件事，後來我才發現我是軍公教的教，也不是執行公務員業務，根本不適用公務員懲戒。反正人家就是要修理你，也不需要適用法律才行。不過也因為這些折磨，我才變成台北市長。人生實在太驚奇了。

又例如外科常常抱怨要照會內科來做超音波，申請很麻煩、時間很不配合，遇

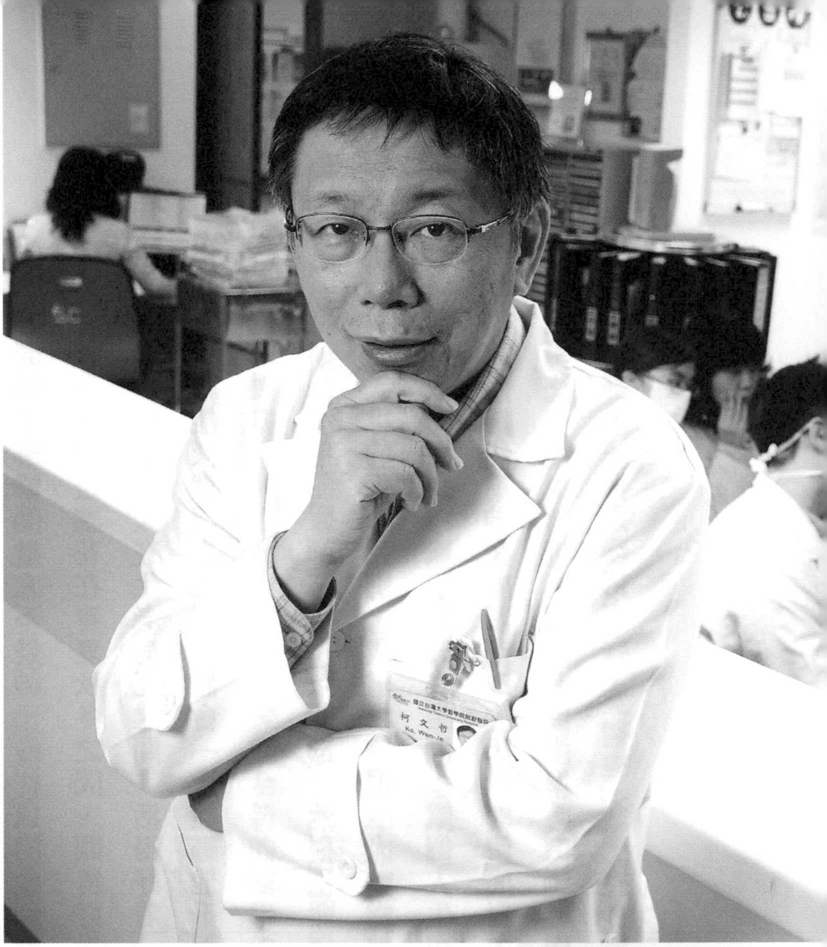

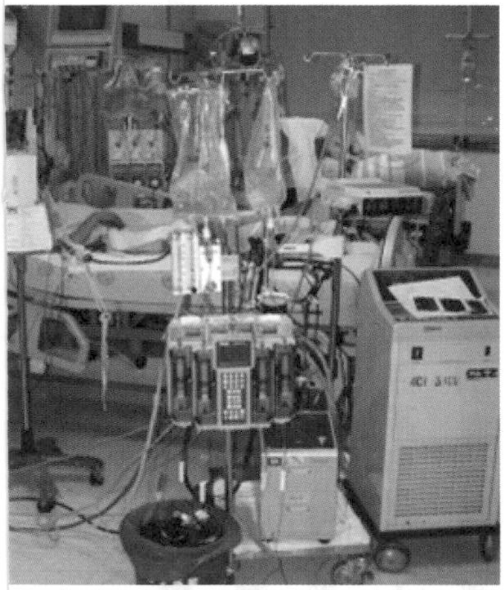

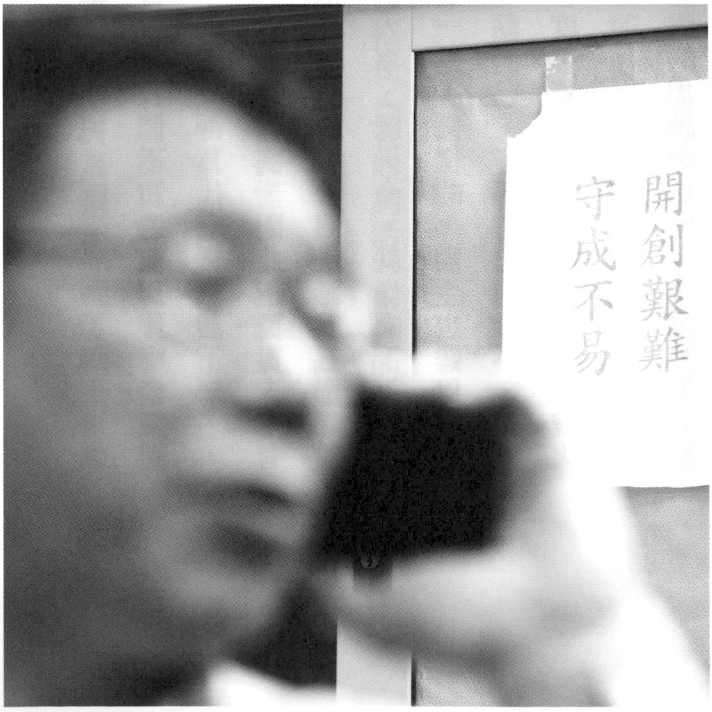
開創艱難
守成不易

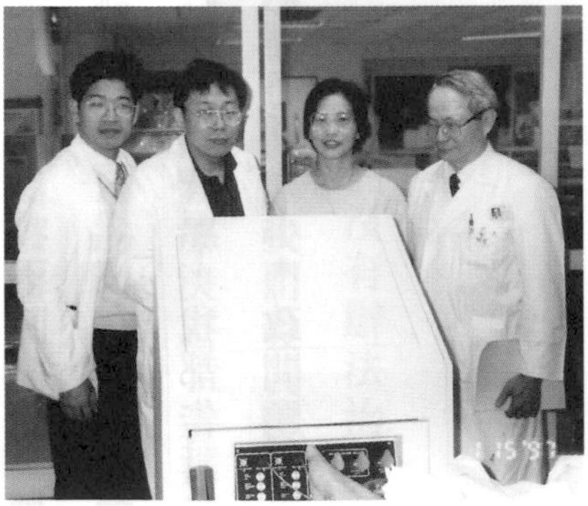

第一部

醫學救命不是奇蹟
是知識和經驗的累積

台灣的葉克膜發展並不是天上掉下來的禮物，
而是耗費多時，從遺憾、思考、學習、研究，
不斷沙盤推演下所結出的果實。
葉克膜模糊了生死的界線，產生了許多生死兩難的問題。
解決這些問題，往往都是在探究一個前所未知的世界。

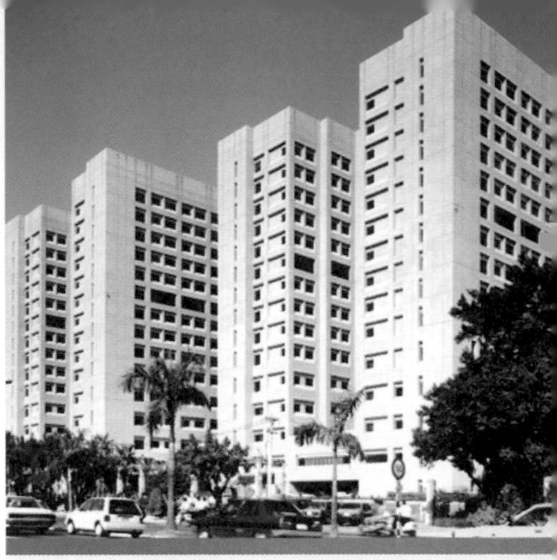

第一章

台灣最有名的醫師是「葉醫師」

葉克膜就是機械循環（人工心臟）及氣體交換（人工肺臟）的組合，把靜脈血引流出來，經過氣體交換，再送回病人體內，目的是短暫支持心肺功能。

我曾開玩笑說，台灣最有名的醫師是「葉醫師」，起因是邵曉玲事件之後，有人跑到台南奇美醫院急診處說要找一位葉醫師，但那裡沒有姓葉的醫師，對方說就是一個叫「葉克膜」的醫師，把邵曉玲救回來的那一位！

其實台大醫院早在一九九四年就開始首例的葉克膜安裝，但直到二〇〇六年邵曉玲事件才一舉成名天下知。在新聞媒體的炒作下，多數人只看到葉克膜成功的案例，覺得它簡直是現代醫學的奇蹟。但我一直認為，我們真正應該思考與反省的，反而是那些沒在檯面上討論、不成功的案例。

葉克膜的出現改變了我對於生死的看法，讓我不得不思考生死的意義。身為外科急重症醫師，搶救生命是每天的任務，生死抉擇是工作日常，而葉克膜模糊了生死之間的界線，產生許多生死兩難的問題。解決這些問題，往往是在探究一個前所未知的世界，難免會遇到挫折或心裡不好受。

就好比說，我經常必須跟傷心欲絕的家屬討論該如何進行病危親人的後續醫療，要選擇長痛不如短痛的關閉維生機器，讓他走了？還是堅持救治到底，拚一個可能微乎其微的機會，但結果可能會讓患者痛苦不堪，甚至死得更慘？

對局外人來說，選擇看似不難。但對當事人，例如一位嚴重車禍患者的母親，選擇關機，停止那些侵犯性且痛苦的治療，不再讓自己的孩子受苦，卻意味著她放棄搶救自己的孩子，眼睜睜看著孩子死去，這對她是多大的折磨？說不定她這一輩子可能都無法走出這樣的夢魘。

像我們這樣要替病患關機的醫師，必須同時思考那些活著的人：他們心裡在想什麼？怎麼做才是最好的？怎麼做才能讓大家的遺憾降到最低？老實說，碰到這種生死難題，我也想逃避。但如果沒有人出來承

> 做醫師的人必須同時思考將死的病患和那些活著的人：他們心裡在想什麼？怎麼做才是最好的？怎麼做才能讓大家的遺憾降到最低？

擔，病患家屬會更加無所適從。而躺在病床上、無法表達個人意志的病患，也需要有人為其權益做出建議、甚至決定。

在我三十年急重症外科醫師的生涯中，許多生死抉擇的經歷都與葉克膜有關，所以我想說一說葉克膜的故事。

葉克膜的原理和臨床用途

葉克膜的英文全稱是Extracorporeal Membrane Oxygenation，意思是體外膜氧合器，取其字首E、C、M、O，簡稱為ECMO，唸起來就是葉克膜。在醫學上它還有另一個名稱是ECLS（Extracorporeal Life Support，體外維生系統）。

其實葉克膜就是機械循環（人工心臟）及氣體交換（人工肺臟）的組合，把靜脈血引流出來，經過氣體交換，再送回病人體內，目的是短暫支持心肺功能。葉克膜適用於暫時支持心肺功能，直到心肺功能恢復，或者如果心肺功能不能恢復，則過渡到心、肺移植。

急性心肺衰竭一般會先使用藥物治療，藥物治療無效，需要額外心肺功能支持的情況，皆可為葉克膜的適應症，包括：一、心臟手術後，暫時性的心臟功能變差。二、短期可恢復的嚴重心肌病變，例如急性心肌炎。三、慢性心臟衰竭已嚴重到無法支撐循環所需，葉克膜可暫時支持循環，再過渡到裝置心室輔助器或心臟移植。即緊急狀況下，先暫時維持病人生命，再做進一步的長期治療。四、急性呼吸窘迫症產生的呼吸衰竭。五、在一些開刀房手術中，葉克膜可以取代傳統的人工心肺機，減少抗凝血劑的使用，也減少出血的危險，主要適用於肺臟移植手

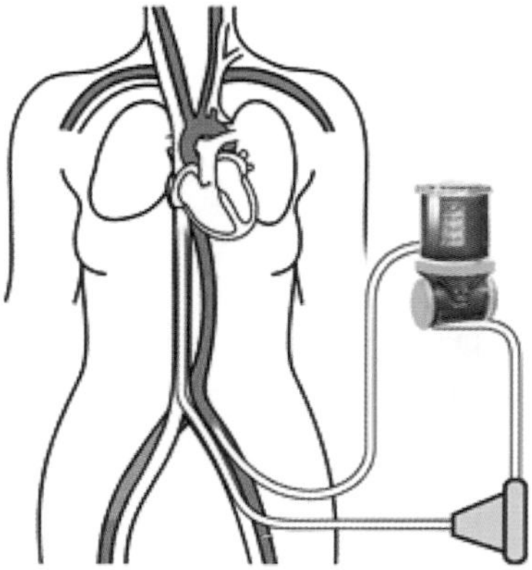
左側股動靜脈 V-A ECMO

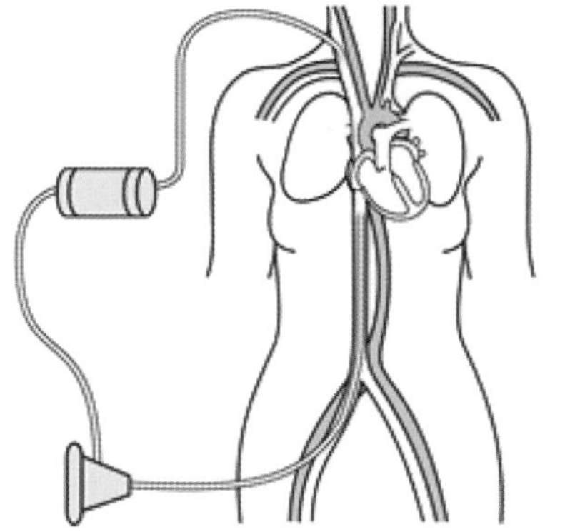
股靜脈引流灌流回
右頸靜脈 V-V ECMO

術、主動脈手術等等。

對急重症醫療來說，昂貴的葉克膜使用，就像是花錢跟上帝買時間，讓醫生有更充裕的時間決定下一步該怎麼做。例如在施行心臟、肺臟手術之後，如果心肺功能不好，暫時為病患裝上葉克膜，讓受損的器官先休息一下，待其功能恢復之後，再移除葉克膜。可是如果心肺功能無法恢復呢？那麼至少葉克膜也可以短期替代病患的心肺功能，讓他們還有等待器官移植的機會。就算無法立刻進行器官移植，我們可以再討論看看是不是要尋求較長期的「支持」，像是換裝可以使用多年的心室輔助器。

葉克膜還有一種常見的用途：心肌梗塞病人的冠狀動脈血管堵塞必須做緊急繞道手術，或者是肺栓塞病人必須緊急手術移除卡在肺動脈裡的血栓，這時候情況危急，命在旦夕，病患送到醫院後我們會盡快先為他裝上葉克膜，維持生命徵象，之後再進行手術。

除此之外，葉克膜還有所謂「心理治療」的功能。對於一些已經回天乏術的病例，葉克膜可以替病患家屬多爭取一點時間，讓他們能夠面對和接受事實，或者讓他們更心安，相信已經用盡各種醫療手段來救治

昂貴的葉克膜使用，就像是花錢跟上帝買時間，
讓醫生有更充裕的時間決定下一步該怎麼做。

親人。多數急重症患者往往上一秒人還好好的，突然因意外或急症發作而倒下，送到醫院時已經在進行CPR搶救。這種情況下病患家屬根本沒有任何心理準備，這時候葉克膜登場的主要目的，往往是治療家屬的情緒，提供他們心理緩衝。

葉克膜的能與不能

就醫學上來說，葉克膜主要的作用有兩個：一是給予人體心肺功能支持；一是讓心臟和肺臟得到休息的機會。

心肺功能不佳時，暫時提供心肺功能支持以維持生命，這一點容易理解。但是為什麼心肺也需要休息呢？心臟與肺臟這兩個器官都是由生用到死，連暫時停止一段時間都不可以。過去如果病患有心肺功能不佳的問題，醫師只能用盡各種手段，強迫心肺繼續工作。比如說病患的肺臟功能不好，無法有效交換氣體，我們就給他插管、接上呼吸器，將高濃度的氧氣強行灌進肺臟，強迫肺臟交換氣體。

問題是患者的肺功能已經不好了，呼吸器用力把高壓氧氣灌入肺臟，等於是一拳一拳捶在虛弱的肺臟上——假設每分鐘二十次，一天是一四四〇分鐘，等於一天捶了兩萬八千八百下。更何況高濃度的氧氣本身對肺臟就有傷害。高壓高濃度的氧氣不斷打入肺臟，已受傷的肺臟不但無法休息，還要累積傷害，最後惡性循環，整個肺臟完全壞掉。

有了葉克膜之後，我們就可以用它暫時取代肺臟功能，減少高壓高濃度氧氣的使用，避免呼吸器導致肺部進一步損傷，也讓受傷的肺臟有機會休養恢復。

同理，心臟衰竭不足以支撐循環所需，我們使用強心劑逼迫心臟繼續工作。已經衰竭的心臟，在強心劑催逼之下，勉強送出血流量，但結果就是心臟更加衰竭，於是醫師使用更高劑量的強心劑來維持心臟的血流輸出量……如此的惡性循環，最後心臟完全垮掉，病人跟著死亡。

葉克膜取代部分心臟功能，除了改善血液循環，也可以減少強心劑的使用，讓勞累的心臟有機會喘口氣，得以恢復過來，也避免落入心臟持續衰竭和強心劑使用的兩難局面。

以上種種做法，用治療骨折來說明會更容易理解：醫師會在骨折病人的傷處打上石膏，讓骨頭休養後慢慢癒合。反之，如果骨折病患整天拖著斷腿一直走動，不停折磨傷口，除了病人痛得要死，斷骨也不可能痊癒。

不過葉克膜的使用也有其限制：它不能完全取代心肺功能。因為如果心臟、肺臟完全靜止不動，血液在臟器裡會逐漸凝固，所以心肺功能可以差一些，但好歹血流要繼續流動，否則心肺內的血液完全凝固，心肺也完了，再沒機會恢復。這時候葉克膜被迫一直使用下去，最後併發症出現，病人也救不回來了。

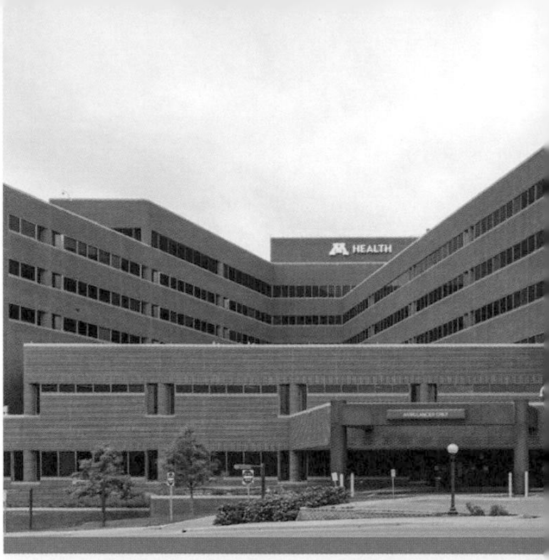

第二章

如果當時有葉克膜，她就有機會活下來！

回國前，我盡可能地尋找關於葉克膜的資料，在腦海中早已演練了無數遍。回國之後，又不斷對著機器反覆研究，最終在碰到適合的病例時，把這個新技術派上用場。

葉克膜的醫學實驗起源於一九五〇年代，直到一九七〇年代，技術才進步到可以把原本開刀房使用的體外心肺循環機縮小尺寸，讓它能夠放在加護病房裡使用。

若比較開刀房裡使用的體外心肺循環機和加護病房中使用的葉克膜，就會發現兩者外觀上差異很大。體外心肺循環機體型龐大、設置繁複、操作也複雜，很難移出開刀房，而加護病房畢竟只是病房，沒有那麼大的空間能夠放置它。

一九七二年美國外科醫師羅伯特・巴列特（Robert H. Bartlett）首次將葉克膜用在急性呼吸窘迫症的病人身上，開啟了葉克膜的臨床應用。

他的知名案例是一位罹患胎便吸入症的新生兒，嬰兒在母體內吸入胎便，造成出生後就出現急性呼吸窘迫症。巴列特醫師為剛出生的小嬰兒裝上葉克膜七十二小時，最終成功救回一條小生命。這個孩子被稱為Baby Esperanza，Esperanza在西班牙語是「希望」的意思，也就是說她是個「希望寶寶」。

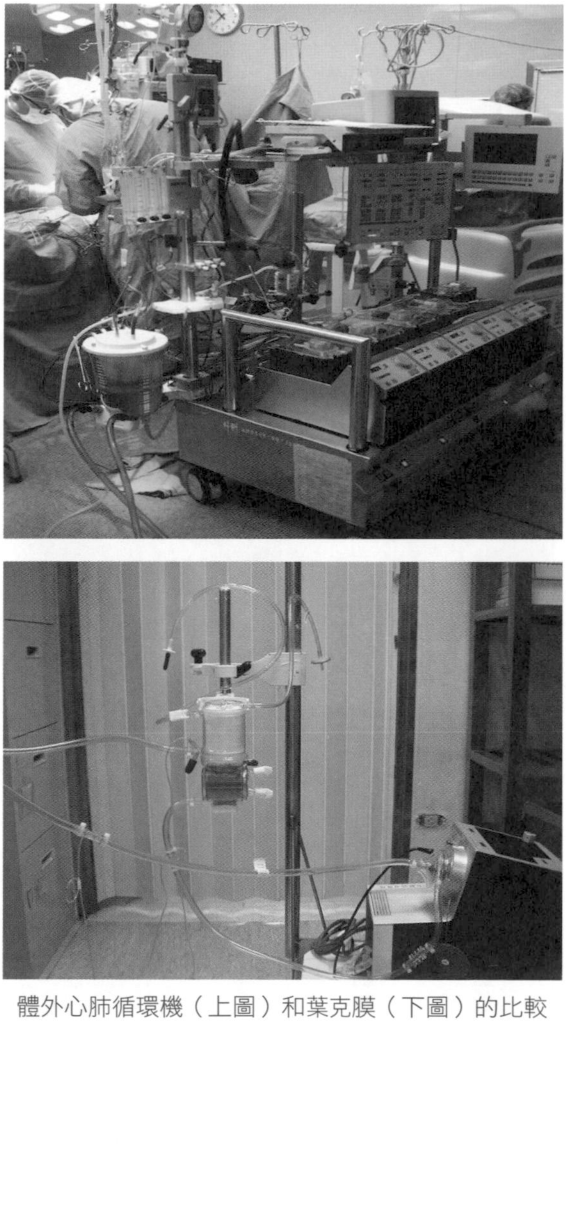

體外心肺循環機（上圖）和葉克膜（下圖）的比較

許多年後，我在醫學研討會上看到希望寶寶本人，小嬰兒已經是個三十多歲的成人了。

二〇〇二年國際外科醫學會在台北舉辦，巴列特醫師應邀來台演講，並造訪台大醫院。剛好我們有一個使用葉克膜的病人，結果他停下

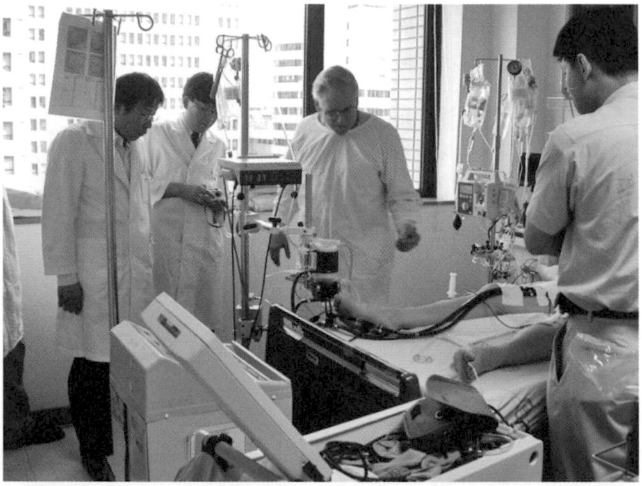

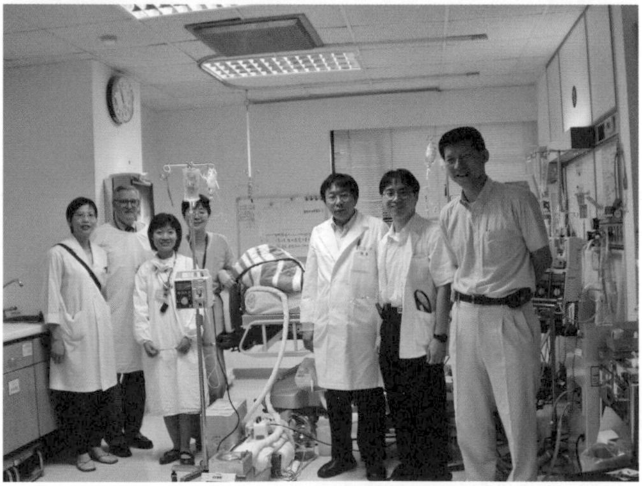

巴列特醫師造訪台大醫院加護病房

腳步，在加護病房床邊看了一個多鐘頭，不肯離去，一直說wonderful, wonderful。人一看到自己熱衷的事物，連吃飯時間都可以省去，那時候他才知道在世界另一個角落，還有個葉克膜團隊能與他一較高下。

當時，台大的葉克膜團隊已是全世界第二大，僅次於巴列特領導的密西根大學團隊。

全亞洲第一台葉克膜正式上場

葉克膜之所以被引進台灣，源於我心裡一直記得一位父親對早逝女兒的遺憾。

一九九三年我在台大外科加護病房擔任總醫師，一位主治醫師的六歲女兒罹患急性呼吸窘迫症。按照當時的醫學技術，只能接上呼吸器，將高壓、高濃度的氧氣打進她的肺臟裡。

前面說明過這種醫療方式會對已經不堪負荷的肺臟造成進一步損害，結果小女孩的肺臟功能逐漸惡化，醫師只好不斷調高氧氣濃度和壓力，如此惡性循環，她終究還是死了。

小女孩在加護病房那段期間，做父親的愛女心切又憂心如焚，三不五時就打電話給我，反覆追問：「還有沒有其他方法？」我要是有方法，早就拿出來用了，但是以那時候的醫學技術來說，實在是無解。

兩個月後，我前往美國明尼蘇達大學醫學院擔任研究員，研習外科重症醫學。

有一天在大學圖書館的新書區，我看到架上有本《ECMO》，順手拿起來翻閱。才看了兩頁，那個小女孩的病例突然閃過腦海，我心想：如果當時有這個技術，她或許就有機會活下來！於是我把書借回去，從頭到尾仔細讀完。

幾天後，蔡璧如從台灣寄了封信給我，提到台大醫院買了一台葉克膜，可是沒有人知道該如何使用，只好收在倉庫裡。我立刻回信告訴她：「不要亂動，等我回來。」

當時明尼蘇達大學醫院設有北美五州唯一的葉克膜中心，我去看了兩次，每次三十分鐘。只能看，不能動手碰，這就是我在美國學習葉克膜的全部經過。

一九九四年六月，我從美國返回台灣，一回到台大醫院，就把倉庫裡的葉克膜搬出來，研究該如何使用。又過了兩個月，一位腎臟癌病患開刀，腎臟癌很容易侵犯下腔靜脈，形成靜脈腫瘤栓。開刀的時候，腫瘤栓順著下腔靜脈經過右心房、右心室，卡在肺動脈裡，病人當場休克。醫護人員在手術檯上進行CPR搶救，再一路從開刀房CPR到加護病房。

我建議主刀的醫師，「病人快撐不下去了，我們有一個新技術叫葉克膜，全亞洲都還沒試用過，你要不要試試看？」

於是，一九九四年八月十一日下午五點，全亞洲第一台葉克膜正式上場。心臟外科陳益祥醫師直接在病床邊為病人手術，將導管置入股動脈與股靜脈，蔡壁如跟我組裝幫浦管線，接上氧合器，過程當然是七手八腳、一片混亂，但總算踏出第一步。

後來每次回想起這段往事，只覺得其中充滿了機緣巧合：當年因為沒有救回那個六歲女孩，心裡的遺憾時時不忘；去到美國又湊巧讀到《ECMO》，再加上明尼蘇達大學醫院設有葉克膜中心；蔡壁如的來信告訴我台大採購了葉克膜，所以在回國前，我盡可能地尋找關於葉克膜的資料，在腦海中早已演練了無數遍。回國之後，又不斷對著機器反覆研究，最終在碰到適合的病例時，把這個新技術派上用場。

The chance favors the prepared mind.（機會是留給準備好的人。）這是法國科學家巴斯德的名言。台灣的葉克膜發展並不是天上掉下來的禮物，而是耗費多時，從遺憾、思考、學習、研究，不斷沙盤推演所結出來的果實。在實際使用之前，我們已經盡可能準備好關於如何運用它的知識與技術。

後來每次跟學生講起這段故事，我總是提醒他們：「年輕人經常抱怨沒有機會，但是當有一天機會來臨時，你準備好了嗎？」

美國留學時期累積的經驗與啟示

在美國學習的那一年，對我一生影響很大，不僅更了解美國文化和社會習慣，在醫學專業方面，也接觸到不同的思維與制度。所以從美國回來後，我開始在台大醫院外科加護病房推動一些改革。

> 年輕人經常抱怨沒有機會，但是當有一天機會來臨時，你準備好了嗎？

重新定位加護病房團隊

推行外科加護病房團隊（SICU Team）制度，擴增加護病房團隊成員，除了主治醫師、住院醫師、實習醫師、專科護理師和護理師，還增加了臨床藥師、社工師，也把家屬納入，視為醫療團隊的一份子。

我們改變了傳統的醫療照護型態，不再只是單純的主治醫師開處方、護理師執行醫囑，而是採用團隊照顧的方式，查房時全員到齊，每個人都提出意見，共同確定治療方針後，再執行各自的專業。團隊有溝通、有共識，才能確保醫療正確且有效率地執行。

推廣臨床藥師制度

過去藥師在藥局工作，只負責包藥、核對、發藥。

我在明尼蘇達大學時，發現他們的藥師不僅在藥局裡工作，也走到臨床治療的第一線，在病床旁和醫師一起檢視處方箋，確認藥物劑量和藥物之間的相互作用、評估用藥是否適當，甚至抽血檢驗血液中的藥物濃度，據此調整劑量。我向朱樹勳主任建議在台大醫院外科加護病房開始試行臨床藥師制度，現在這已是全台各大醫院的常規制度。

舉行死亡與併發症討論會進行徹底檢討

明尼蘇達大學醫院外科有個傳統，每個星期六早上八點，外科醫護人員全體集合開檢討會，把本週所有開刀死亡或出現併發症的病例，一項一項拿出來檢討，檢討完畢才開始週末放假。

這個會議叫做M&M conference，第一個M是Mortality，意思是死亡；第二個M是Morbidity，意思是併發症。全名是「死亡與併發症討論會」。這個討論會的理念很簡單，就是我經常掛在嘴邊的：

「面對問題是解決問題的第一步。」

「小問題解決了，就沒有大問題。」

「所有小問題都解決了，就根本沒有問題。」

「如果你不解決問題，問題會解決你。」

「當問題還不是問題的時候，你提出來，大家會幫你；當問題變成問題，你再提出來，只會被罵。」

我回國後，主持了六年的台大醫院外科死亡與併發症討論會。但是這種討論會要能落實，有個關鍵條件：與會者必須彼此坦誠，把真正的問題拿出來討論。

> 當問題還不是問題時，你提出來，大家會幫你；
> 當問題變成問題，你再提出來，只會被罵。

試想一場失敗的手術，事後大家攤開案例來檢討，每個醫師把診治上的失誤、醫療上的疏失都赤裸裸地公開，等於開誠布公把自己沒做好的地方都說出來。而如果有心人把這些內容洩漏出去，病患家屬可能會以此為據控告醫師。所以這種檢討制度要能夠確實執行，必須建立在互信的基礎上。

後來我不再主持這個會議，因為連我自己都不想去參加。在台灣很難落實檢討的文化，不僅參與者彼此顧忌，更有許多「考量」。比方說，沒有人會拿教授的病例出來討論，只敢討論一些小醫師的病例。這樣相互忌憚、有所保留的檢討會，根本無法發揮反省改進的效果。

但是這套制度影響了我往後的人生發展。

與我共事過的人都知道，我經常在寫檢討報告，檢討是反省改進不可缺少的步驟。在各種檢討會上，檢討者必須彼此信任、講實話，檢討的過程對事不對人，事後只能記得眾人達成的結論，但要忘記是誰說的，這樣才能真的進步。

明尼蘇達大學醫院外科的週六晨會，在檢討失敗病例之外，還有一個專案報告（grand round）。每一位外科總醫師輪流上台做一個小時的專題演講，主題不設限，什麼都能談，就是不許談醫學。

這麼做的目的是希望醫師除了醫療專業，還要有自己的思想、興趣與其他方面的研究熱忱。就我印象所及，曾經聽過一場專門介紹賓州老鷹的演講，講者是來自賓州的總醫師，從小喜愛老鷹，所以做了各種觀察探索，還拍了許多照片，光是介紹他家鄉的老鷹，就能滔滔不絕講上一個小時。另外還有一場關於電腦動畫的演講也令人印象深刻，以一九九四年的電腦技術來說，醫師能夠專門談電腦動畫的製作技巧，可說是非常先進。

這個grand round很符合明尼蘇達大學醫院外科的口號：Be yourself（做你自己）。這或許是後來無論在醫學或是政治領域，我都勇於做自己的原因。

科學基本功和認真態度優先

很多人覺得到海外進修，當然要學最新的技術，但我的指導老師卻要我花時間研習生化、生理、統計等基礎學科，甚至要我觀察美國的醫院制度和運作方式，因為技術一年就舊了，五年可能就會被淘汰，所以學會建立自我進步的系統更重要。這麼做對於我後來的醫學之路有很大助益，尤其是發展葉克膜，除了要有扎實的基礎科學，打造能夠不斷自我進步的系統更是關鍵。

此外，當時我住在學生宿舍，跟著教授、醫護人員一起工作，我發現每天最早上班的人不是學生或住院醫師，而是教授，最晚來上班的則是最低階的工友。地位越高者越早上班，工作也越認真勤奮。當地外科醫師差不多都是凌晨四點起床，因為一般要花一小時開車，才趕得及早上六點鐘的醫院查房。明尼蘇達州地處高緯度，冬天氣溫會降到零度以下，要在這種天氣下早起出門，實在不容易。美國做為世界第一強國，其實大部分國民都是勤懇努力的，不是我們可以輕忽的力量。

後來我在台北市政府力行每天早上七點半準時上班，和當年的標準比起來，已經放鬆很多。

> 技術一年就舊了，五年可能就會被淘汰，所以學會建立自我進步的系統更為重要。

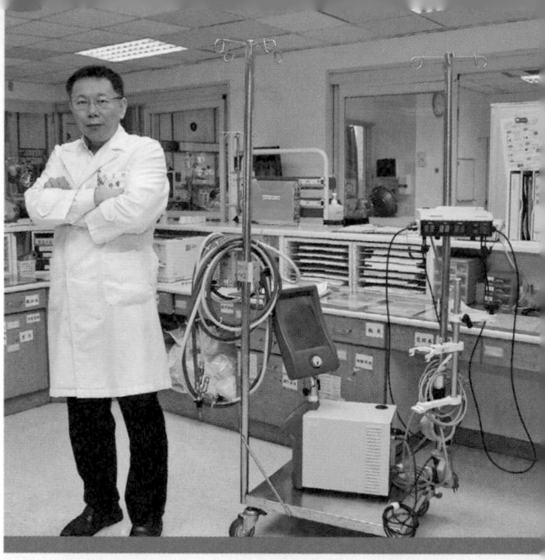

第三章

葉克膜協助醫師在死亡戰場上判斷敵情

如果沒有葉克膜先把病人的情況穩定下來，讓醫師能夠從容準備，也不可能成功植入心室輔助器。這就是用葉克膜向上帝買時間。

台大醫院開始使用葉克膜是在一九九四年，距今已經有二十六年的歷史。

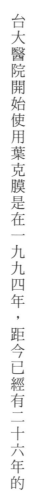

當年我到美國明尼蘇達大學進修的項目是「人工肝臟」，回國後卻接到指令：全力發展心臟外科和器官移植，兩者的交集就是心臟移植。心臟移植後不見得立刻就能發揮功能，因此在手術縫合後，放開血管夾，真的是「不成功便成仁」，所以我們一直想要找到一種可以暫時替代心臟功能的方法，為心臟移植爭取更多緩衝的時間，而葉克膜正好符合這個需求。

心臟衰竭的患者若等不到器官捐贈，葉克膜可以短期支撐病人的心肺循環，延長等待心臟移植的時間；移植後的心臟若不能立刻發揮作用，葉克膜可以暫時支持循環，等待心臟功能恢復，甚至進一步尋找功能運作不佳的原因並加以排除；有時還可以讓患者撐到下一個再心臟移植的機會。就算最後真的救不回病患，也讓醫師有機會找出失敗的原因，以利下一次改進。

葉克膜在台大醫院最初的運用，就是為了輔助心臟移植手術，因此被外科列為第一優先事項，獲得人力、物力最大的支持，得以迅速發展起來。

今天我們看待葉克膜覺得很平常，但在二十六年前，這項醫療科技的引進，開展了重症醫學的各個領域，讓許多原本回天乏術的病患得到了活下去的機會。

沒有葉克膜，就沒有亞洲第一例雙心室輔助器手術

我記得有位病患是當時的高雄市議員。一九九六年五月，她在議場上昏倒，被緊急送往醫院，X光發現她的心臟特別肥大。超音波檢測確

定是擴大性心肌病變，雖然接受治療，但心臟持續衰竭，最後她轉到台大醫院等待心臟移植。病患才剛住進病房就出現心律不整，經過電擊搶救後被送進加護病房觀察。

第二天我到加護病房查房時，發現她坐在床上，看起來很正常，於是我說：「那就先轉回普通病房繼續觀察吧！」沒想到話才說完，她又出現心律不整，雖然同樣做了電擊搶救，卻沒辦法把她的心臟給「電」回來，只好緊急裝上葉克膜。第二天，病人意識清楚，各個器官功能正常，顯然CPR時葉克膜搶救得宜，沒有造成嚴重的休克傷害。

大家討論後認為若要過渡到心臟移植，還是必須換上支持期較長的心室輔助器。於是相關的醫師們把擺在倉庫已經四年的機器推出來，拿出訓練資料好好研讀，做好萬全準備後，再度把病患送進開刀房，裝上心室輔助器，也就是俗稱的「人工心臟」。

心室輔助器和葉克膜的差異，主要在於使用時間的長短。葉克膜直接把導管插入股動脈、股靜脈，可以緊急裝設，立刻支持心臟和肺臟的功能，但使用期效比較短，超過一、兩個星期，併發症就會越來越多。原因在於葉克膜有人工肺臟，需要廣大的膜表面積交換氣體，這就需要使用較大量的抗凝血劑，防止血液和膜接觸後產生血栓，而長期使用抗凝血劑會造成病人隨時都有出血的危險，因此葉克膜使用越久，除了感染、血栓之外，出血是很麻煩的併發症，尤其當出血部位在腦部。

與葉克膜相比，心室輔助器沒有人工肺臟的部分，血液接觸的表面積少很多，抗凝血劑的需要量也少很多。當時的心室輔助器大約可以使用兩百天，也就是說，裝了心室輔助器可以替病人多爭取一點時間，等待心臟移植的機會。至於現在的心室輔助器則可以用上好幾年，有時都取代了心臟移植。

這位病患的運氣很好，安裝心室輔助器後的第八天，就碰到一名腦死病人遺愛

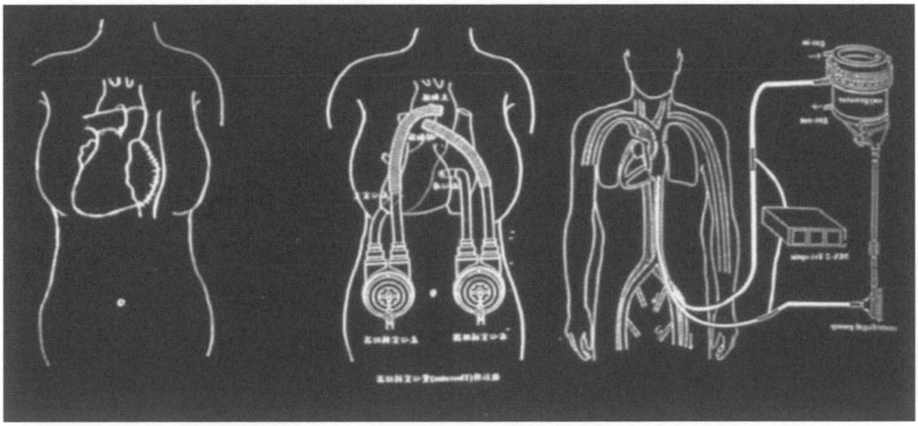

心臟移植 HTx ← 雙心室輔助器 VAD ← 葉克膜 ECMO

人間捐贈器官，於是我們為她進行心臟移植，手術很成功，後來她又多活了十幾年。

這是全亞洲第一個心室輔助器的病例，台大醫院還特別召開記者會，對外說明手術過程。但現場有一位記者提出尖銳質疑，他說：「據我所知，台大醫院購買心室輔助器已經四年了，為什麼這四年都把機器放在倉庫裡，不拿出來使用呢？」

我們回答記者：「沒有萬全的準備，我們不會輕易使用。」但真正的原因是，沒有人願意當實驗小白鼠。病患如果情況還好，誰也不願意冒險當「亞洲第一例」；等到情況不好了，譬如在ＣＰＲ搶救、生命跡象不穩定，這時候勉強開刀的話，失敗機率太高，醫師也不會願意嘗試「亞洲第一例」。

如果沒有葉克膜先把病人的情況穩定下來，讓醫師確認病人狀況是否值得開刀，且有時間從容準備，也不可能成功植入心室輔助器。

這就是我說的，用葉克膜向上帝買時間。在病情不確定時，先用葉克膜穩住病人的生命跡象，之後再思考如何進行下一步，並盡可能做最好的準備。

有一本書書名是《核子武器與外交政策》，作者是前美國國務卿季辛吉。內容主要是在探討為什麼美國有原子彈，卻在越戰落敗？季辛吉的結論是：原子彈雖然威力驚人，卻無法拿它去打叢林中流竄的越共。

同樣的概念也適用於醫療領域。面對不同的病人，在不同的狀態條件下，醫師必須選擇不同的治療方法。對付在林間亂竄的越共，或許派出藍波比投下原子彈更適合。

葉克膜的功能就在於可以先穩住病況，讓醫師做出最好的判斷，再施以最佳的治療，給病患最佳的預後。

葉克膜首次搭配洗腎器，挽救腎臟衰竭病患

很多人都以為葉克膜能治百病，實情並非如此，它至多只能暫時取代心臟和肺臟的功能。不過葉克膜可以與其他機器互補，達到更多治療的效果。

曾經有個案例：一名三十三歲的男性投宿廉價小旅社，睡前抽了菸卻沒有處理好菸蒂，結果釀成火災。他被消防人員搶救出來，緊急送進

> 面對不同的病人，在不同的狀態條件下，醫師必須選擇不同的治療方法。

台大醫院。

他被送來的時候，二級燒燙傷約百分之二十表面積、三級燒傷約百分之二點五表面積。這個程度的燒傷不算難以治療。可是他投宿的旅社使用塑膠填充材料做隔間，所以火勢一燒起來，黑煙密布，他在火場中吸入過量濃煙，肺功能嚴重受損。

我還記得燒燙傷加護病房打來了照會電話，但當時我手上有許多工作，然後……我就把這件事給忘了。夜晚回到家，坐在客廳裡一直覺得好像有什麼事情沒做？突然才想起下午的照會電話，連忙騎著腳踏車趕回醫院處理。

因為病患的肺部受損嚴重，緊急替他裝上葉克膜。但缺氧時間太久又併發急性腎臟衰竭，所以我們在葉克膜的線路上又加裝了洗腎設備，同時處理肺臟和腎臟的問題，雙管齊下，總算搶回了一條性命。

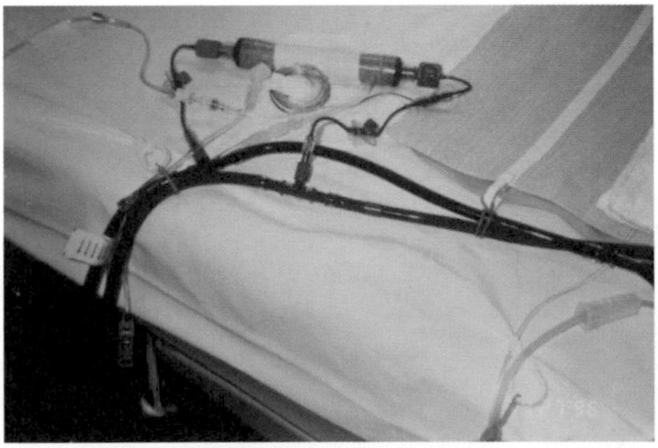

葉克膜線路加上洗腎設備

這個病患可能因為年輕體力好、復原力強，裝了十六天的葉克膜，身體狀態逐漸恢復。

所以我總是說，每一個成功救回來的病人背後，都是一連串正確醫療手段的總和。每一個無法救回來的病人後面，則有許多值得研究和改進的課題。人在成功的時候，不容易深刻反省；失敗時反而比較能夠反省檢討，帶來更多的進步。

> 每一個成功救回來的病人背後，都是一連串正確醫療手段的總和。每一個無法救回來的病人後面，則有許多值得研究和改進的課題。

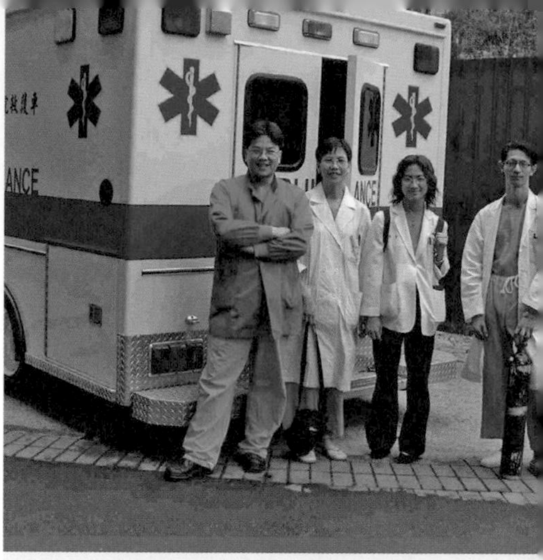

第四章

為了搶救病人，醫師簽下生死狀

面對高傳染、高危險性的疾病，第一線的醫護人員要承受很大的壓力和恐懼……必須冒著極大的風險進行救治。但也因為這種勇敢無私的付出，才有醫療的成功。

台大醫院是國家級的醫院，百年歷史，各科齊全，有兩千張病床，是台灣醫界菁英聚集之地，這些都是葉克膜在台大醫院成功的基礎。所以我總會告訴年輕人：「畢業後，如果有選擇，請選擇有最多學習機會的地方，會比選擇眼前可見的利益更值得。」這樣的體悟來自我在台大工作了三十年，與我共事的人很多都是比我更聰明的醫師，與他們一起工作，我確實受益良多。

精英成員，全年無休，無所畏懼

葉克膜技術在台大外科成功之後，有一次小兒科問我：「柯P，我們小兒科也想發展葉克膜，請問該怎麼做？」

「第一件事，主治醫師必須二十四小時輪值。」我說。

對方猶豫片刻，接著問：「還有呢？」

「第二件事，技術人員也必須二十四小時輪值。」

後來他們就放棄了發展葉克膜的計畫，因為沒有幾個主治醫師願意二十四小時輪班值勤。可是在台大外科加護病房，葉克膜小組就是一天二十四小時on call，全年三百六十五天無休；如果是閏年，那就是全年三百六十六天無休。

其實葉克膜小組並非獨立單位，而是隸屬於外科加護病房。

台大外科加護病房裡有種職位叫「技術員」，而葉克膜只是技術員眾多工作中的一項。除了葉克膜，也要洗腎、做超音波、擔任手術助手等等，當我們需要引進新技術時，大家就跟著學習，然後工作清單便又多了一項。葉克膜小組的榮譽，是所有團隊成員長時間的努力，沒有一刻懈怠，才換來的。

當年剛開始發展葉克膜時，被分配到照顧葉克膜病患的護理師都很

> 如果有選擇，請選擇有最多學習機會的地方，
> 會比選擇眼前可見的利益更值得。

緊張，總是抓著我問：「照顧這個葉克膜病患要注意哪些問題？」但我往往只是一聲不吭站在病床邊，並非我不肯說明，而是我自己也還在摸索中，只能見招拆招。

最早的葉克膜非常陽春，管路內沒有肝素（一種抗凝血劑，可防止

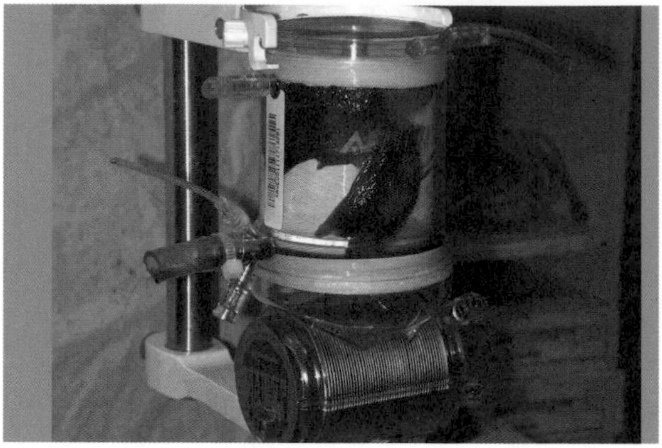

氧合器上的血栓

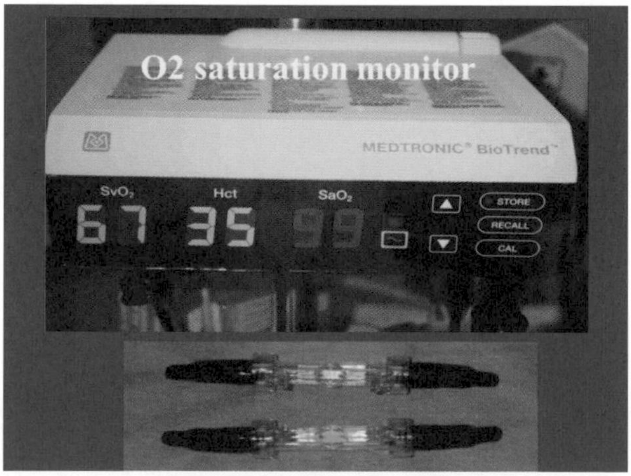

血氧飽合度自動監測器

血栓的形成）塗層，也沒有血氧飽合度自動監測器，所以必須每小時抽一支病人的動脈血、一支葉克膜管路上的動脈血，還有一支測凝血時間的血液樣本。一天二十四小時，至少要抽七十二支血液樣本，如果再加上其他生化或血液檢查，那麼工作量更是可觀。

所以當時被分配到照顧葉克膜病患的護理師，必須承受巨大的身心壓力。隨著醫材儀器的進步、知識經驗的累積，現在照顧葉克膜病人已經不會那麼辛苦了。但是今日的成功是多少人的辛勞累積起來的，所以我常說：不要羨慕別人成功，因為你付不出那個代價。

智慧型手機尚未問世、BB Call當道的年代，醫院裡只有醫師分配到公務用的PHS手機，但葉克膜小組成員得隨時待命。我記得當時蔡壁如的兒子上小學、女兒上幼稚園，為了方便接送，她把女兒送到青島東路上的女青年會附設幼稚園，放學時間就去把小孩接到台大醫院來，等她下班一起回家。但醫院工作必須準時上班，卻經常不知道何時才可以下班，有時小孩子一等就是大半天，被丟包在護理站，孤零零的自己寫功課。不是只有醫護人員辛苦，他們的家人也跟著辛苦了。

醫護人員和葉克膜都上了直升機

二〇〇九年夏天，莫拉克颱風襲台，強風豪雨對各地區帶來嚴重災情。高雄甲仙鄉的小林村甚至因為暴雨侵襲引發土石流，造成全村被掩埋的慘劇。就在颱風肆虐之際，台東有一個二十歲左右的年輕人因為感冒引發急性心肌炎，被送進台東馬偕醫院急救。

由於台東地區的醫療資源較不足，當時這樣的急重症病患會轉送到高雄的醫院，但颱風導致東部的鐵公路交通全部中斷，整個台東就像是一座孤島，病人無法送出。以前為了建立台灣的器官捐贈網，台大醫院和空軍的海鷗直升機曾有合作經驗，於是台東馬偕醫院問台大醫院能不能以空運派人過去裝葉克膜，再把病人送到台北來治療。於是我們申請國軍直升機協助運送。

那天上午台東馬偕醫院就聯絡我們了，但是天候不佳，一直等到下午，松山機場才通知我們直升機可以出發了。隨之而來的是一份傳真切結書，內容主要是說：假使飛航途中發生意外，本人及家屬不得向國軍提出任何請求，國軍不負任何撫卹責任，我們得後果自負。

空中轉診申請表

申請日期：
病患基本資料：

姓名	性別	出生年月日	身分證統一編號
臨床診斷			

適應症：請勾選
☐創傷指數小於 12。
☐年齡小於 5 歲，創傷指數小於 9。
☐昏迷指數小於 10。
☐昏迷指數變動降低超過 2 分。
☐頭、頸、軀幹的穿刺或壓碎傷，導致生命徵象不穩定。
☐脊椎、脊髓嚴重或已導致肢體癱瘓的創傷。
☐完全性或未完全性的截肢傷（不含手指、腳趾截肢傷）。
☐二處以上（含二處）之長骨骨折或嚴重骨盆骨折。
☐二度、三度燒傷面積達百分之十或特殊部位：顏面、會陰燒傷。
☐溺水，並併發嚴重呼吸系統病症。
☐器官衰竭需積極性加護治療。
☐需立即積極治療（含侵入性治療）的低體溫症。
☐成人患者呼吸速率每分鐘大於 30 次或小於 10 次、心跳速率每分鐘大於 150 次或小於 50 次。
☐心因性胸痛、主動脈剝離、動脈瘤滲漏、急性中風、抽搐不止。
☐高危險性產婦或新生兒。
☐其他非經空中救護將影響緊急醫療救護時效，其原因：___________________

附註：空中救護基本原則
一、當地醫療資源依其設備及專長無法提供治療，且具時效與病情之迫切性，非經空中救護將立即影響傷病患生命安全。
二、接受轉診或診治醫院，能及時提供傷病患確切的醫療。
三、空中救護運送途中有足夠之設備及受過充分訓練之救護人員隨行救護。

接受轉診醫院

名稱	醫師姓名	聯絡電話

與接受轉診醫院聯絡安排情形：

	是	否	準備中
救護車派遣	□	□	□
急診部門備妥	□	□	□
手術室人員備妥	□	□	□
急重症病房備妥	□	□	□

其他：______________________________

申請醫院

名稱	院長（或院長 授權人）	單位主管	醫師	聯絡電話

衛生局

單位名稱	局長（或局長授權人）	主管	承辦人員	聯絡電話	通知時間

內政部空中勤務總隊搭乘航空器切結書

本人＿＿＿＿＿經內政部空中勤務總隊核准，

於＿ 年＿月＿日＿—＿時於（航空器編號）＿＿＿＿＿

登機共同執勤作業。

茲同意下列事項：

一、 本人慎重宣告此次搭乘航空器辦理相關事務，飛航途中本人如遭受任何身體之傷害，生命財產之損失或行程延誤，本人自願放棄由本人或本人之代表，向航空器所屬相關單位提出賠償之要求。

二、 本人應依照內政部空中勤務總隊搭機作業規定，完成安全檢查及相關手續。

三、 本人願依照內政部空中勤務總隊指定陪同人員之指導行動。

切 結 人 簽 章：

身分證統一編號：

機關名稱及職稱：

通信地址、電話：

中　華　民　國　　　年　　　月　　　日

行前會議上，蔡壁如自告奮勇說要去。她說這是我們第一次透過直升機運送葉克膜病患，她要帶一台小型錄影機去把所有過程以影像方式記錄下來，以供事後檢討改進。

我說：「不行，妳不能去，假如直升機掉下來，我們團隊禁不起失去蔡壁如的損失。」

話才說完，被指派前往的技術員一臉錯愕，反問我，「柯P，那我呢？你為什麼派我去？我也是我們家的獨子啊！」

我只能支支吾吾地說：「啊，那是因為……因為你還沒結婚……」

如今想來是一段笑話，但是在當時風大雨大的惡劣天候下，受命前往的人冒險搭直升機到台東搶救病人，真的是為了救人而置個人生死於度外了。

令人遺憾的是，由於氣候影響，雖然人員和葉克膜最後都上了直升機，但起飛時間不斷延後，直到晚上六點左右才飛抵台東的軍用機場。下機後趕往馬偕醫院，結果還是晚了一步，病人情況本來就危急，在我們的成員趕到醫院前一刻開始CPR，還來不及裝上葉克膜就過世了。

後來在衛生署的補助下，台東馬偕醫院增購葉克膜設備，由台大醫院幫忙做人員訓練，現在不會再發生這種憾事了。

進入負壓隔離病房，救治SARS病人

新冠疫情應該是大家對二〇二〇這一年共同的記憶。但是對於醫護人員來說，新冠肺炎讓我們回憶起十七年前的SARS。

SARS和新冠肺炎的病原都是冠狀病毒，原本病毒寄生於果子狸、蝙蝠之類的野生動物身上，後來在人群中散播開來。

SARS的初期症狀與感冒很像，但是後續的病況就顯得嚴重許多。SARS病毒主要攻擊肺部，嚴重時患者會併發瀰漫性肺炎，呼吸困難、缺氧，甚至是死亡。即使逃過死劫，很多SARS病人都留下了永久性的肺部損傷。

SARS病毒的散播主要是透過飛沫傳染，健康的人吸入帶原者的飛沫或體液，就可能被感染。另外還有一種傳染途徑，是接觸到病患的分泌物或帶菌體液而被感染，所以當時台北和平醫院裡有一些負責清洗床單或病服的洗衣工，雖然沒有與病人直接接觸，也被感染。

二〇〇三年SARS在台灣感染了好幾百人，造成七十多人死亡，包括十一名醫護人員。既然SARS病毒主要攻擊肺部、導致肺炎，那麼理論上葉克膜應該可以派上用場。但實際上，當時台灣的SARS病例中，只有一個使用到葉克膜。

這個病患被收治在台中的醫院，而且因病況嚴重已經裝上葉克膜，院方向台大醫院求助，希望把患者轉診到台大照護。我研判感染性高的病患最好不要轉診，避免傳染擴散，於是派我們的葉克膜團隊去當地支援。後來我們排班，留下一個技術員協助照顧一週，之後再換其他人過來輪替。我對第一個被指派留下來照顧葉克膜病患的同僚說：「國家感謝你。」語雖戲謔，悲壯成分居多。

到了台中的醫院，病患被安置在負壓隔離病房，有很嚴格的隔離管制措施。我向院方提出要求，要進隔離病房親自檢查病患的情況，但是醫院擔心感染，勸我打消主意。他們表示：「柯P，那是嚴重SARS病人，感染機率很高。如果你進去被感染了，我們該怎麼辦？要不然，隔著玻璃門看看也是一樣。」

我說：「隔著門能看到什麼？當然要進去。」他們只好讓我換上隔離衣進去。

我一看就看出大問題，因為他們的葉克膜根本沒有裝好！我追問負責照顧的醫護人員，「你們裝了大半天，怎麼沒有人發現問題？病人根本就處在持續休克的狀態，裝了葉克膜比不裝還糟！」

後來他們才解釋，負責安裝葉克膜的是心臟外科，但病患是由胸腔內科負責照顧。心臟外科醫師只負責手術，幫病人裝完葉克膜就走了，而胸腔內科醫師因為害怕被感染，只是站在門外確認情況，當然也未按照流程進行檢查。最終病患因嚴重休克很快就過世了。

面對高傳染、高危險性的疾病，第一線的醫護人員要承受很大的壓力和恐懼。當年SARS期間由於常接觸病人，我幾乎就住在醫院辦公室沒有回家，因為不想讓家人也暴露在被感染的風險。葉克膜團隊的成員也會碰到各種傳染病的病患，必須冒著極大的風險進行救治。但也因為這種勇敢無私的付出，才有醫療的成功。

> 碰到各種傳染病的病患，必須冒著極大的風險進行救治。勇敢無私的付出，才有醫療的成功。

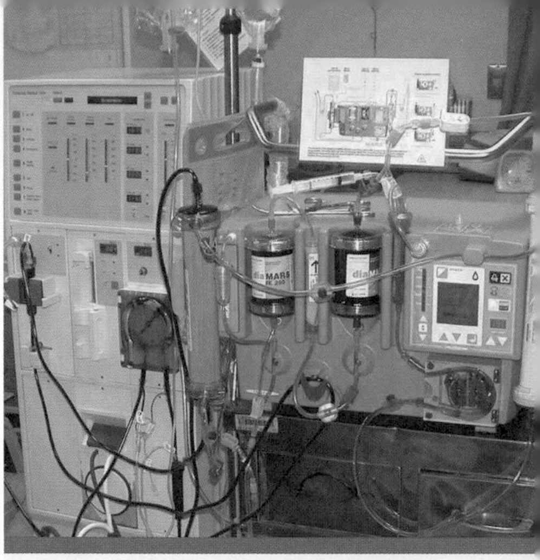

第五章

葉克膜適應症越多，就越多病人受惠

外人覺得我是自討苦吃、自找麻煩，卻不知道因為如此，我們得到了各科最困難、最棘手的病患，從每一次的醫療中，累積更多對葉克膜的知識和技術提升。

葉克膜在美國發展之初，僅用於治療新生兒的肺部疾病，比如先前提到的「希望寶寶」。後來葉克膜到了台大醫院，我們把它應用至各種領域，做到了讓全世界都佩服的地步。

為什麼要擴展葉克膜的適應症？如果只用於新生兒疾病，那麼我們每年可以做的病例極少，可是一旦把適用的範疇擴大，與心肺功能相關的疾病都可以用上……最高峰的時候，台大醫院一年有兩百二十多個葉克膜病例。

一年只做兩個病例，和兩天做一個病例，最大的差別在哪裡？在於團隊有機會不斷操練！所以很快的，台大醫護人員的技術純熟度與應變能力就提升起來了。

擴張適應症，規模經濟促使技術提升

葉克膜有許多適應症，臨床上大略可分為：

- **機械性循環支持**：譬如開心手術後的心因性休克、急性心肌炎、心肌梗塞併心因性休克、任何原因的心臟休克等等。
- **取代傳統心肺機的使用**：譬如肺臟移植、各種手術中的肺功能支持、無心跳的器官捐贈支持、急性肺栓塞的急救、氣道手術或氣道外傷病人，或是病患低體溫時的恢復等等。
- **呼吸支持**：嚴重氣喘或急性呼吸窘迫症、新生兒肺部疾病等等。

就醫學領域而言，我認為值得一提的，應該是開心手術後的心因性休克與氣喘病人的治療。

一般人以為開腦、開心臟之類的醫療技術難度很高，一定是近幾年才發展起來的。其實早在一九六四年，台大醫院就進行了開心手術。到了一九九五年，台大已經達成「開心一萬例」的紀錄。三十年的時間，台大做了一萬次的心臟手術。從一九九五到二〇二〇年這二十五年間，台大又創下了「開心兩萬例」的紀錄。

台大醫院首例心臟移植是在一九八七年，至今也累計超過五百多例心臟移植手術，成功率高達九成以上。要能創造這些傲人成績，需要各方面技術的配合。

早期很多開心手術的病患雖然熬過了手術，卻無法撐過恢復期，最終還是死去。沒死在手術檯上，卻是死在術後的病床上，為什麼？因為開心手術對心臟來說是一種治療，也是一種傷害。如同骨折的治療，斷骨接合之後，一定要讓病人好好臥床療養，等骨頭長起來再下床行動。心臟也是如此，經過大手術後，剛修補好的心臟需要時間休養和復原，才有力量再度健康跳動。

以往沒有葉克膜，做了心臟手術之後，馬上就要逼著心臟繼續跳起來。但畢竟心臟受傷功能不好，用強心劑逼迫心臟跳動，往往是惡性循環，最後心臟衰竭，病人就死了。但有了葉克膜，我們可以用葉克膜先支撐病人的心臟功能，讓心臟能夠好好休息、慢慢恢復，復原率自然就大為增加。

心臟外科的手術成功率提高，全台灣、甚至海外的病患，自然都希望到台大醫院來開刀。這就形成了正向循環。而心臟外科的手術增加，葉克膜的使用率也隨之提高。

葉克膜適應症越多，就有越多病患受惠。因為擴大適用範圍，造成了一個「經濟規模」。經濟規模越大，更能夠促使技術提升。

如果當初台灣的葉克膜小組沿襲美國的適用範圍，一年頂多做幾個病例，那麼Every case is a new case（每個病例都是全新的病例），我們的技術就難以提升。經濟規模不夠，不如不要做，因為技術難以提升。

然而，葉克膜並非一推出就被所有人接受，事實上我們經歷過一段辛苦的「促銷期」。那時候我就像是葉克膜的業務員，一天到晚奔走於台大醫院各科室做演講。去跟小兒科介紹葉克膜，說「葉克膜適用於新生兒肺部疾病，臨床上有適當的個案可以找我們」；去心臟外科介紹，說「開心手術後，可以用葉克膜支持病人熬過休養康復期」；再去內科演講，「如果有嚴重氣喘的病例，葉克膜可以試試看」……

通常會使用葉克膜的病例，一定是最棘手、最麻煩的病例。照顧這些病患，耗費各科的醫療資源、醫護人力。所以我主動提出把葉克膜病

擴大適用範圍，造成了一個「經濟規模」。經濟規模越大，更能夠促使技術提升。

患轉送到外科加護病房照顧，各科一聽都覺得燙手山芋可以丟出去，所以碰上危急病例適用安裝葉克膜，就會第一時間找我們。

《史記》有句話，「人棄我取，人取我與。」別人不想要的東西，我們撿回來；人家想要的東西，我們給。外人覺得我是自討苦吃、自找麻煩，卻不知道因為如此，我們得到了各科最困難、最棘手的病患，從每一次的醫療中，累積更多對葉克膜的知識和技術提升。

堅實的加護病房技術與團隊合作

我常說：「一〇一大樓不是蓋在荒漠，而是蓋在繁華的台北市。要有整座繁華的台北城、整個台灣的經濟基礎，才能撐起一座一〇一大樓。如果台北的經濟狀況不佳，怎麼支撐這麼大一棟商業建築？」同樣道理，葉克膜的成功是建立在強大的加護病房醫療基礎上。

葉克膜是高科技醫療，只有在各種醫療技術都純熟的地方，才能發揮最大功用。先前談到亞洲第一例雙心室輔助器的病例，病患因為有葉克膜的支持，才能安裝心室輔助器，等待心臟移植的機會。這不是一件單純的醫療，中間涉及三項技術：葉克膜、心室輔助器與心臟移植。

如果沒有葉克膜的緊急介入和支持，病患心臟停跳之後，因為缺氧造成大腦損傷，就算裝了心室輔助器，救回之後頂多成了植物人，更別提心臟移植的機會。但如果只有葉克膜，沒有心室輔助器，病人也很難等到心臟移植，因為獲得捐贈心臟的機會並非天天都有，葉克膜頂多只能撐上幾個星期，搞不好來不及換心，病人就走了。而如果沒有心臟移植，那麼使用葉克膜、心室輔助器等於只是延長等待死亡的過程。

所以葉克膜不是萬靈藥，它要有承先啟後的整套醫療技術輔助，才能達到最好的效果。

葉克膜在台大醫院之所以能夠成功，還有一個重要原因，是良好的團隊運作。心臟外科與加護病房充分合作，眾人各司其職。假使團隊之間彼此懷有私心，各自為政，心臟外科想要獨吞葉克膜的成果，或者加護病房想要獨占葉克膜的功勞，那麼這個技術不會成功。心臟外科專精開刀，但沒有人力和物力做精細的術後照護；加護病房雖然擅長醫療照護，開刀能力卻不足。唯有雙方緊密合作，才能成就強強聯手。

> 葉克膜不是萬靈藥，它要有承先啟後的整套醫療技術輔助，才能達到最好的效果。

完整的管理系統與SOP制度，讓葉克膜技術能夠不斷提升。

如果你有機會盤點葉克膜小組的倉庫，會發現裡面每一座鐵架、每一格儲物空間都擺放得整整齊齊、一清二楚，什麼物品要放在哪裡、數量多少、每個物品的保存期限、何時必須清點補充……所有你能想到的細節都有詳細規定。

葉克膜除了本身的功能之外，還要視病患的需求，搭配洗腎機或其他相關儀器使用。這也意味著葉克膜所需的零件與耗材種類多且繁雜，所以管理庫存時必須清楚明確，一點也不能含糊。

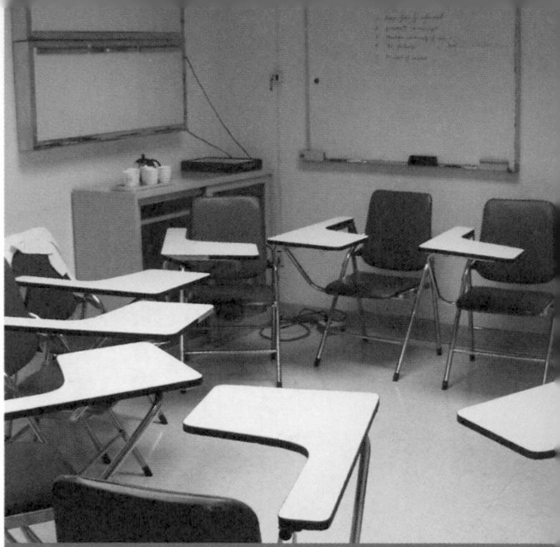

第六章 病人都死了，為什麼還要檢討死亡？

如果一個人、一個團隊能把一件事情做上一千七百次，每一次完成後都做檢討、改進，不斷反省，我相信最終一定會達到世界頂尖的水準。

系統管理，化繁為簡的工作指引

我嚴格要求庫存與備品的整理必須確實，因為這些外人看不見的細節，關乎醫療的成敗、病人的生死。正所謂魔鬼藏在細節裡。

醫療備品的存放不能僅看存量，每一項零件、用品都有相關的使用規範，有的東西收入倉庫後，超過六個月沒有使用，就必須重新消毒；不同零件備品的消毒期限都有不同的要求。如何讓每一樣東西都能合乎使用標準，必須有一套完整的後勤管理系統，才能讓醫護人員隨時清楚掌握。

很多人只看見葉克膜醫療技術的成功，卻難以理解風光的背後，最困難的正是這些瑣碎但重要的系統管理。

為了讓醫護人員都能確實掌握這些複雜的標準與準則，我將這些相關經驗編寫成葉克膜手冊，方便他們隨身攜帶，隨時翻閱。後來網

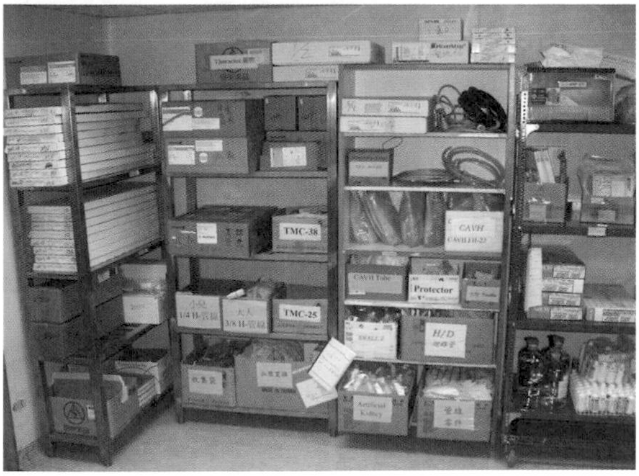

葉克膜醫療備品庫房擺設

這些看似簡單的檢查項目，每一項都有它隱含的重要意義。例如，為什麼要檢查病人的下肢肌肉是否變硬？因為一旦發生缺氧狀況，肌肉就會變得僵硬，這是一項重要的警訊。

護理師照表檢查，沒有問題的打圈，有問題的打叉，並立刻向上呈報，讓醫師能掌握病情的變化，因應問題做出處理。

在checklist的最後，我要求每一個檢查的護理師簽名，以示負責，如果後來發現有問題，就能追溯找出誰該負責。因為必須負責，大家做事就會更加謹慎。這種簽名負責的態度，就是目前台北市政府採用PM制（project manager）的精神，每個案件都要有負責人，有權力當然有責任，也能賞罰分明。

這樣的管理方式同樣源於我在美國進修時的經歷。當時我發現美國的醫療體系很喜歡用checklist。這些表列清單不僅方便管理，還可以把原本複雜的事情簡單化，有問題立刻處理，沒問題就繼續前進，既能確實掌握變化，也節省人力資源。

遺憾的是，儘管「急重創聯合網」立意良善，但在我離開台大醫院之後就被關閉了，畢竟不是每個人都願意無私分享知識財產。

體外循環維生系統每日檢查清單
ECMO Check List

(正常打O；不正常打×，記錄不正常情形並且往上報告)

日期									
時間	白班	小夜	大夜	白班	小夜	大夜	白班	小夜	大夜
傷口滲血，腫脹									
下肢缺氧，僵硬，冷白，腫脹									
Cannula skin suture									
Circuit fixation on bed									
Pump 轉動穩定，circuit穩定									
血流量表穩定									
系統管路：滲血、凝固、氣泡									
系統管路接合處穩固									
Pump與Oxygenator之位置									
氧合器無冒泡泡									
水箱溫度設定及實際水溫									
水箱的水乾淨透明無血									
病人意識程度（GCS）									
尿液顏色									
護理師簽章									

日期						
時間	白班	夜班	白班	夜班	白班	夜班
Pre-oxygenator Pressure						
Post-oxygenator Pressure						
Oxygenator △P						
Pump speed / Blood Flow						
Check ECMO tube有無blood clot						
X-光片上的管子位置						
血流量的警告系統須設定						
機器上備有tube clamp 2支						
Check Free Hb						
MX-2 Monitor Calibration						
ECHO for patient						
Check ACT						
Temp. monitor setup alarm range						
聽診：heart，bil. Lung bowel sound						
停止鎮靜肌肉鬆弛劑記錄GCS						
Daily treatment goal						
技術員簽章						

葉克膜每日檢查清單

反覆檢討，促使葉克膜技術不斷進步

我常提到在美國進修時，明尼蘇達大學醫院外科每週六的「死亡與併發症討論會」，將這個星期裡所有死亡的、手術失敗的、出現併發症的案例都拿出來檢討，以求改進。

我在台大醫院的葉克膜小組裡，也推行相同的會議，並且將檢討的精神貫徹到底。

每週一下午五點，葉克膜小組的所有成員集合，將上個星期的每一例病患，無論是活著出院的、還是救不回來的，通通拿出來討論。病人痊癒出院，就討論為什麼能夠成功；病人死掉了，就檢討為什麼會死亡。最重要的是，我們必須思考，如果重來一遍，哪些地方要改進才能做得更好。

最後我們會把這些討論結果整理成檢討報告，標明改進事項，修正SOP。下一次就照著新的SOP進行。

我離開台大醫院的時候，葉克膜小組已經累積一千七百個葉克膜病歷，每二十個病歷合成一本資料夾。每一個病歷都詳細記錄

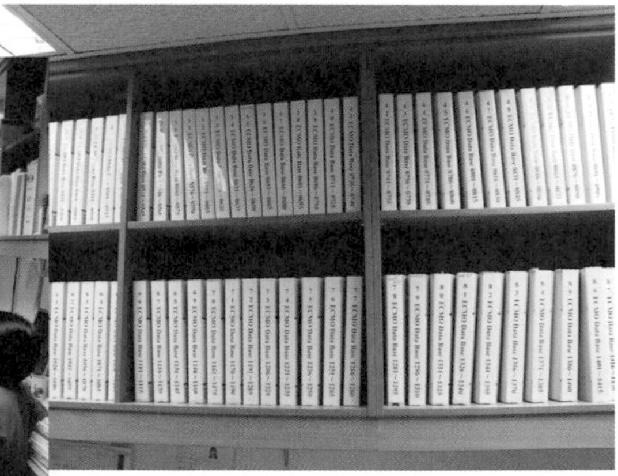

ECMO Data Bank

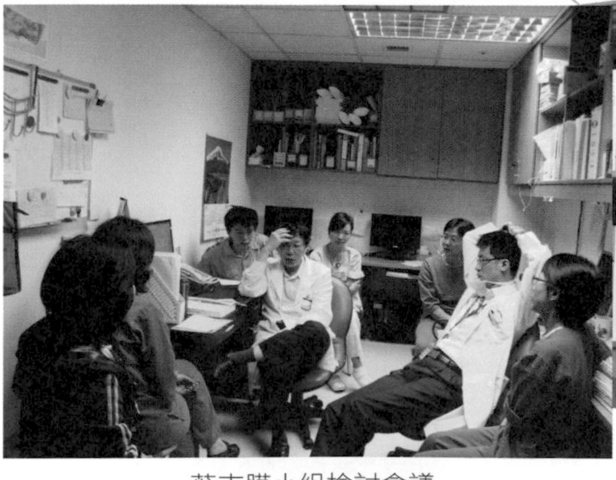

葉克膜小組檢討會議

了病患的資料、病發的狀況、醫療的過程與相關細節、總結。無論病患最後救回與否，我都會逐一檢視，親手寫下檢討報告，最後簽名以示負責。我還把這些資料都輸入電腦中，集合成一個完整的資料庫，做為研究的參考。

記錄、整理、檢討都是極為繁瑣的工作，而且必須持之以恆。從第一例開始，到最後一例為止，堅持二十年，我一步都沒有鬆懈。

其實光有SOP沒有用，還要堅持遵守。很多人看到我辦公室裡那些病歷資料夾總是嘖嘖稱奇，他們有所不知的是，這些資料夾背後，是無論花費多少時間與力氣都要堅持到底的努力。我的信念就是：「要不就不要做，若做了就要做到底。」

我所謂的檢討並不是要找出誰是犯錯的「禍首」，而是要累積經驗、修改做法、調整制度，以及從中找出以往我們所沒有注意到的問題、需要深入研究的地方。

如果一個人、一個團隊能把一件事情做上一千七百次，每一次完成後都做檢討、改進，不斷反省「如果重來一遍，還有哪個地方可以做得更好」，我相信最終一定會達到世界頂尖的水準。

> 我的信念是：「要不就不要做，若做了就要做到底。」

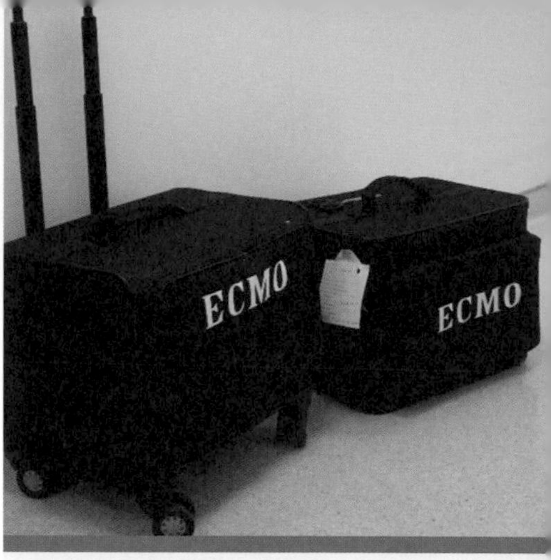

第七章 移動式救援大作戰

凡事都有第一次，而第一次的經驗通常是不好的，但事後回過頭去看，我們要感謝那些不好的經驗。因為面對問題才能改進問題，讓狀況從不好變成最好。

透過經驗累積，我們設計出了好幾代的「葉克膜戰車」。所謂的葉克膜戰車，源於我們對於醫療機動性的需求。不是只有在加護病房裡的病患需要葉克膜，開刀房裡需要、急診室裡需要、一般病房可能需要，甚至其他醫院求救也需要。因應機動性的需求，我們把安裝葉克膜所需的各種零件、器械都放在一輛推車上，無論病人在哪裡，只要一通電話通知，我們就立刻推車出去救人，爭取寶貴的搶救時間。

每一代葉克膜戰車的設計，都是針對前一代的不足之處，檢討改正之後再推出。找出缺點，修正調整，是我一貫的做事態度。

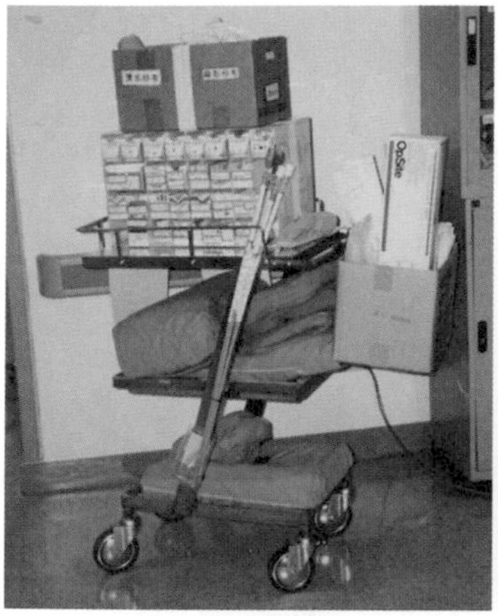
第一代葉克膜戰車

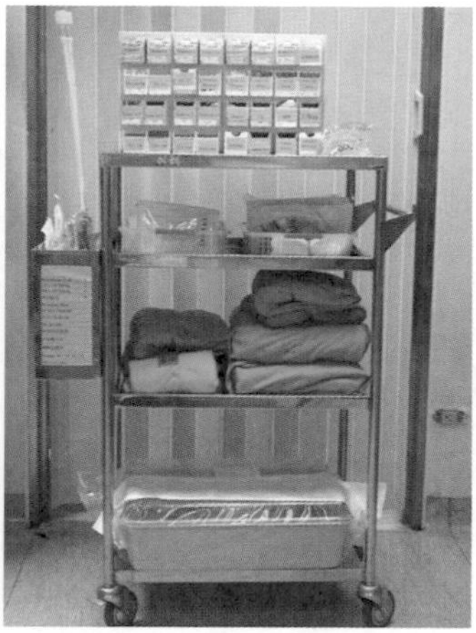
第二代葉克膜戰車

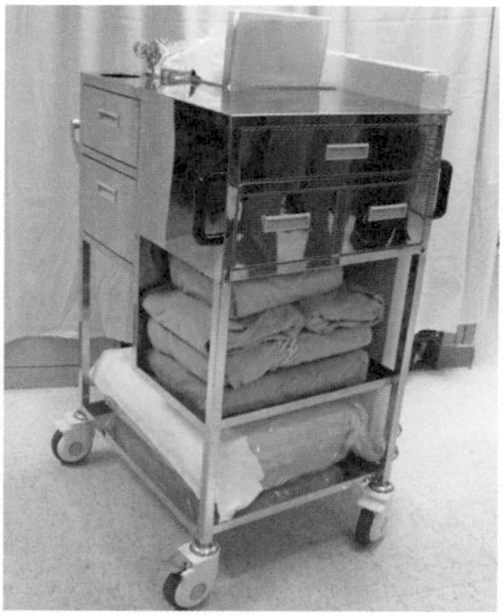
第三代葉克膜戰車

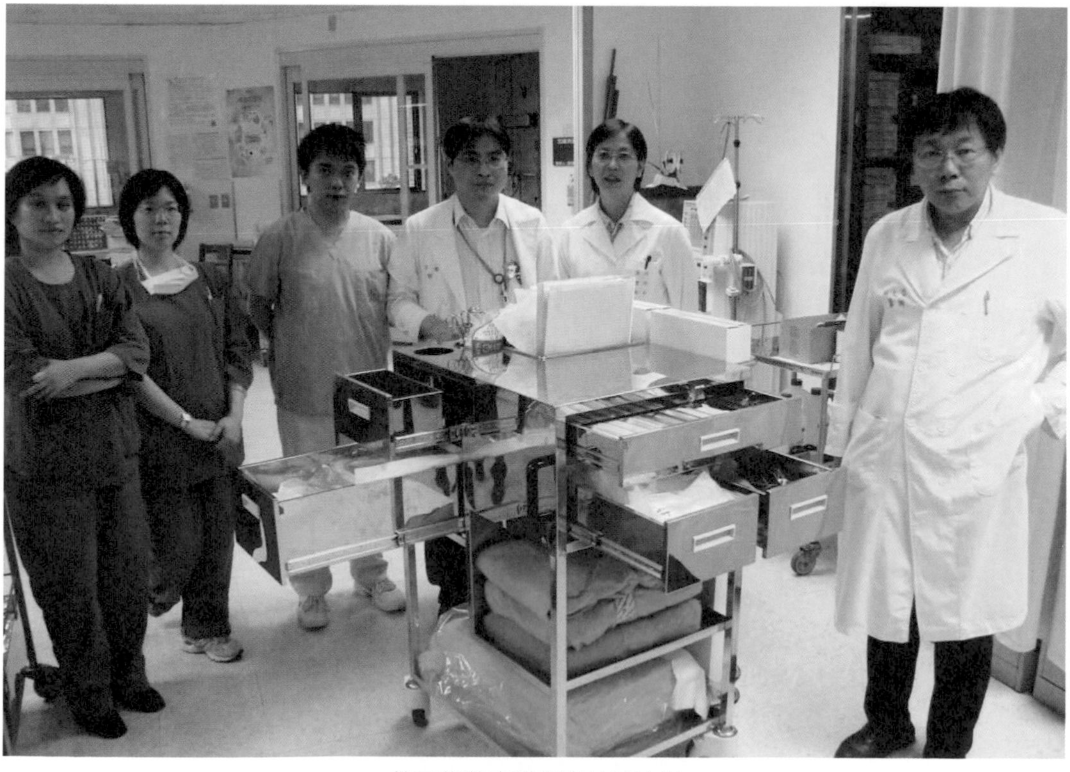
第三代葉克膜戰車抽屜拉出

擬定葉克膜移動計畫

葉克膜患者常有移動的需求，像是術後從開刀房移回加護病房，或者從加護病房搬到心導管室。病患一旦移動，葉克膜當然必須跟著移動。移動分為兩種，一是院內移動，距離雖短，卻藏有許多細節，進出電梯、廊道上轉彎、換床移到手術檯上，都是大學問。

戲劇節目裡上演的移動病人場面，就是一堆人推著病床前進，好像沒什麼難度。但葉克膜的病患不同，葉克膜是一組複雜的機器，每分鐘的血液流量達兩千CC，如果移動時一個不小心，管線鬆脫，血噴灑出來，病人馬上會大出血死亡。

此外，即使在移動中，葉克膜也必須保持運作，不能暫時關閉，所以移動病人對我們來說是非常危險的事，必須極度小心謹慎。

院內移動已經夠麻煩了，但台灣不只台大醫院需要葉克膜，從北到南這麼多醫院，有時候我們還要面對更為艱難的院外移動任務。

過去我們經常去外縣市支援，最遠去過台東馬偕醫院。但是葉克膜體積不小，沒有辦法整部機器都搬上救護車，所以我們設計了一套能夠在狹小空間下執行的移動計畫。

一九九四年台大醫院開始使用葉克膜，當時僅用於治療院內病人，兩年之後，一九九六年我們就開始接外院病患回來治療。

我還記得當年從外院接回的第一個案例，是台中中國醫藥學院的病患，一名四十六歲心肌梗塞的男性患者。

第一次的經驗往往最不美好也是最好

由於是第一次出動葉克膜到外院，毫無前例可循。我們花了很多時間演練與測試。首先最大的問題是，葉克膜這麼大一台，救護車的空間

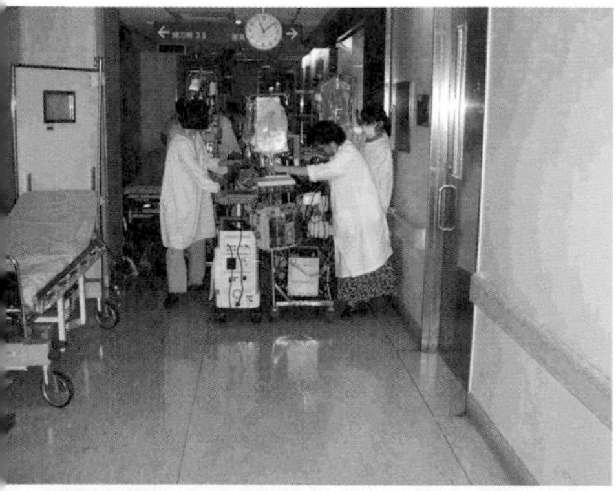

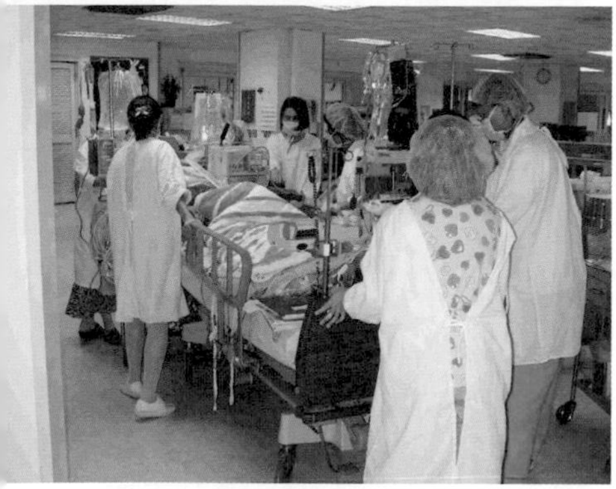

葉克膜院內搬運

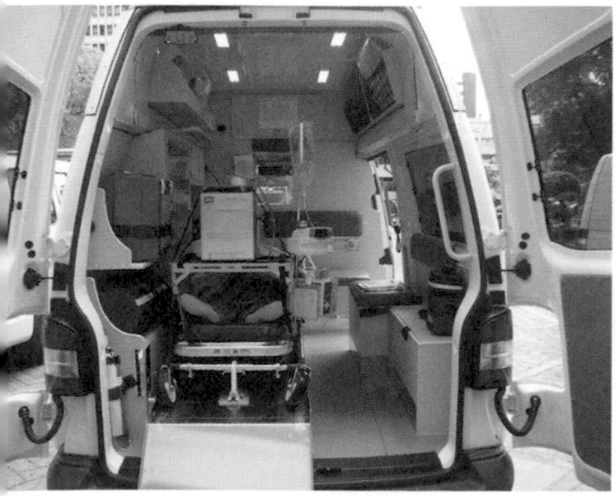

救護車上的葉克膜

有限，肯定塞不下，怎麼辦？

最後的解決方式是：拆！

葉克膜機器主要分成兩個部分，一個是幫浦主機，一個是加溫器，另外還有很多零件，比如說監視血氧濃度的監視器。這些配備在加護病房時是一個也不能少，但不可能全部帶上救護車。經過討論，幫浦主機不可少，其他能省則省，但一定要帶齊零件和耗材，像是連接機器與病人血管的管線。

出發前，我們必須先問清楚病患的年齡、身高、體重等等基本資料，因為這些資訊決定了要準備什麼樣的導管、管線、手術器材，這些耗材的尺寸都不一樣，成人與小孩的也有別，一定要帶得周全，否則到了現場缺東少西，手術根本無法進行。

凡事都有第一次，大家沙盤推演出一套流程。後來回頭驗證和檢討時，雖然大多數的事情我們都做對了，但還是有沒料想到的意外。

最大的問題是：器材準備不足。

安裝葉克膜並不是直接把機器推到病床前，把管子接到患者身體的哪個部位就好。裝葉克膜等於是開一台外科手術。既然是開刀，那麼手術器械、手術衣、消毒器材等等物品都要準備齊全。

台大醫院經常為病人安裝葉克膜，所以加護病房的醫護人員都非常熟悉該準備哪些物品。我們早已習慣這種完善的待遇，結果到了外院，要為病患安裝葉克膜時，才發現對方加護病房的人員因為沒有經驗，完全不知如何配合。

遇到問題就解決問題。當時我們試著與開刀房溝通，請他們準備手術器械包、手術衣包、頭燈等用品，送到加護病房來。但開刀房反問：「為什麼要準備這些？為什麼要送到加護病房？」

我們解釋說：「要在加護病房開刀安裝葉克膜，需要這些器材。」

但對方拒絕，他們表示：「不能在加護病房裡開刀，要開刀必須把病人送進開刀房。」

「病患已經病危了，搬運的過程太危險，我們應該在加護病房直接安裝葉克膜。」

經過來來回回的說明，開刀房勉強答應，但光是準備器材就花了一個多小時。等器材送來，準備動刀了，加護病房的護理師卻有意見，他們說：「我們在加護病房從來沒有開過這種刀，如果你要在這裡開刀，必須開刀房的護理師來協助。」

不得已之下，我們又回頭去找開刀房的護理師商量，對方卻一口回絕，他們說：「加護病房不是我們的工作範圍，為什麼我們要過去？」

弄到後來，我們跟去的醫師怒氣沖沖地說：「好了，不要再浪費時間！沒有跟刀的護理師沒關係，我自己來當刷手護士！」

這種事情在早期常發生，因為當時外院根本沒有裝過葉克膜，所以聽到要安裝機器，從醫師到護理師都面面相覷。再過幾年，台大醫院訓練的外科醫師都很熟悉葉克膜，這些醫師畢業後去其他醫院工作，也把葉克膜技術帶出去，慢慢地越來越多醫院都會安裝葉克膜了。

第一次去外院接病人，對我們來說是一場震撼教育。原本以為很簡單的事，來回台中接病人，粗估時間大概六小時，結果實際上花了超過十二個小時。我們中午出發，凌晨兩點多才回到台北，中間耗費無數時間在解釋、溝通、協調、調器材、等東西、等人，就連開刀的過程也因為缺了器具，甚至必須暫停開刀。

後來我常說：「凡事都有第一次，而第一次的經驗通常是不好的，但事後回過頭去看，我們要感謝那些不好的經驗。因為面對問題才能改進問題，讓狀況從不好變成最好。」

改造葉克膜的創舉

不管醫療大小事，我都要求寫檢討報告，從台中接回病患之後，對於這次的行動也寫了檢討報告，整理出許多改善事項。從那以後，我們就有一份外出用的checklist。每次行動前，按照清單將所有材料準備齊全。

我們也整理出完整的葉克膜外出用器械包，包括手術時會用的各種縫針，用來縫血管的縫線、縫肌肉的縫線、縫皮膚的縫線……這些器材其實每間醫院的開刀房都有，但實務上，加護病房的護理師對開刀房的專用器械、醫材不易分清楚，要求對方準備反而麻煩。我們寧可自己帶齊，好過到處求人。

這名病患轉到台大醫院後，病況穩定下來，過了一個星期，由於他的心臟一直無法恢復，只能等待心臟移植。可是等了很久，始終沒有換心的機會，於是我們為他裝上心室輔助器。

一九九六年當時，安裝心室輔助器完全自費，一個要價一百八十

> 我們要感謝那些不好的經驗。因為面對問題才能改進問題，讓狀況從不好變成最好。

萬，如果左右心室都裝，那就是三百六十萬。這對病患與家屬來說是非常沉重的負擔。由於病患負擔不起，我們也不願意放棄，所以大家想出了一個創新的方法。

去外院接病人時，為了把葉克膜放上救護車，我們拆解機器，獨留幫浦主機。於是我們想，是否可以用幫浦主機做出一款簡易版的心室輔助器。接著我們動手改造，還真的成功了。病人接上這款簡易版的心室輔助器後，狀況很好也意識清醒，躺在床上能動動手、動動腳，做些簡單的復健運動。

我們希望讓病患維持良好的身體狀況，等待心臟移植的機會。但

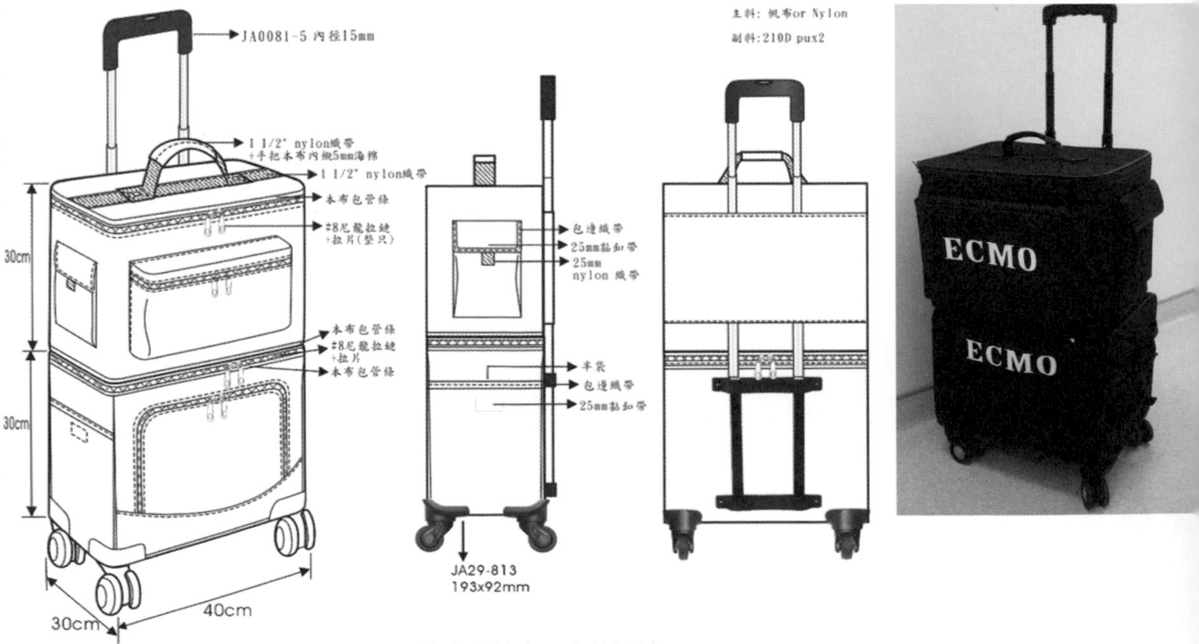

葉克膜外出工作箱設計

是台灣的器官捐贈很少，等待心臟只能靠運氣。有的人一個星期就等到，但更多的人是等不到移植機會的。

這位病患等了一個多月，仍然沒有等到心臟移植的機會。而簡易版的心室輔助器也有它的缺點，時間久了，幫浦出現血栓，再打回病人體內，病人出現腦中風的狀況。最後在家屬的同意下，我們為他關機，讓他離開。但透過這個病人的經歷，我們學到了許多寶貴的教訓，也更加確信每一件事情都需要詳盡的SOP。充足的事前準備，以及不斷檢討改進，才能確保進步。

改造葉克膜成為簡易版的心室輔助器是當時創舉，也因為此舉成功，後來我們在葉克膜的基礎上，為病人做了很多不同的「客製化」嘗試。

而隨著去外院接病人的機會增加，葉克膜戰車也越來越完備。

音波，但我們到達三總時已經是晚上六點，對方表示時間太晚，超音波室已經關了，沒辦法做檢查。又說：「這個不用看啦，我們昨天才照過超音波，沒有問題。」蔡壁如堅持遵守SOP，最後逼得人家聯絡超音波室，將超音波機器推到病床邊，為病人做心臟超音波。

心臟超音波一看，才發現問題非同小可。病人的心臟已經兩、三天不動了，裡面塞滿血栓，如果心臟都這樣，很可能血栓已經散布到全身各處。嚴重到這種程度，醫療已經無力回天，陳益祥醫師看著超音波呆了半晌，說：「都這樣了，還要接回台大嗎？」

但是家屬很堅持，哀求無論如何也要轉去台大再做嘗試。家屬要求我們，「請給我一個確定的診斷，如果你們要我放棄，也要讓我心甘情願放手，不然我不能接受這種結果。」

為了這句話，我們只好把病人接回台大，直接將病患從急診送進開刀房，做了開心手術。心臟一打開，裡面真的充滿血栓，完全無法再搶救。我們把家屬請進來，讓他確認狀況、解釋給他聽，他才總算接受事實，放手讓病人離世。

葉克膜有時候不是為了治療病人，而是為了讓家屬能夠接受事實，讓他們願意放手。

後來我們外出載運葉克膜病患的頻率更高了，累積多次運送經驗後，我們還進一步改良救護車。

葉克膜的問題是一點一滴發現與改善

談到救護車的改良，有個很重要的措施是在救護車上安裝電插座。這個改進與一次外院接病人的遭遇有關。

有一年夏天颱風來襲之際，蔡壁如跟黃書健醫師去高雄的醫院接病患，出發時台北沒有下雨，但晚上回來正值風雨交加的時候，當然交通也受到影響。

葉克膜主機本身是有蓄電力的，在沒有插電的情況下，可以運作三個小時左右。以往我們去台中接病人，頂多兩個多小時的路程。出發前也會與救護車司機溝通，請他控制時間，兩個小時要回到台大醫院，因為超過時間，病人會有生命危險。這次去高雄，他們就帶了兩台機器。

那一天回程，救護車開到桃園，機器開始亮起了紅燈，表示葉克膜

> 葉克膜有時候不是為了治療病人，而是為了讓家屬能夠接受事實，讓他們願意放手。

主機只剩下約十分鐘的電力。

當時只有兩種選擇：一、路邊停車更換機器；二、直奔林口長庚醫院急診室應變處理。

他們選擇前者，因為如果救護車連人帶機器直奔林口長庚，到了急診室門口，一定得先放下病人、卸葉克膜，這一段上下車、換推床的過程，就是一場災難，等於把麻煩帶去長庚醫院，也會影響那裡的急診室作業。於是他們決定在車上直接替病人更換葉克膜主機。

救護車司機先把車子停在高速公路的路肩，然後黃醫師為病人施打鎮定藥劑，避免因為暫停葉克膜導致病人緊張、躁動，產生不良影響。緊接著他們又給病人增加強心劑，催促心臟跳動，再抓緊時間更換葉克膜主機。

救護車內部空間狹小，躺著一個病人、坐著兩個醫護人員，再加上兩台葉克膜主機和接通機器的各種管線，人根本無法站直。要在這麼狹窄的空間裡更換葉克膜幫浦非常困難。為了爭取空間，蔡壁如決定把後車門打開，自己站出去，留給黃醫師足夠的空間更換幫浦。

但她一打開後車門，就被門外的強風暴雨給嚇了一跳，風雨全掃進車內，強風從車尾直撲駕駛座，颳得人睜不開眼睛。蔡壁如站在高速公路的路肩，忍著風吹雨淋，手上緊緊固定葉克膜管線，不讓它移動。

好不容易換好機器重新啟動，她回到車上，關上後門才發現雨水幾乎把車內全打濕，連蓋在病人身上的被子也都濕了。救護車以最快速度奔回台大醫院，我看到他們兩人在急診室前下車時，渾身濕漉漉的，頭髮還在滴水，忍不住開玩笑說：「你們兩個是掉到河裡嗎？」

這是外科加護病房最離奇的一次外院接送經驗，回來後蔡壁如寫了檢討報告：「以後台中以南的葉克膜病人我們不要接。」

我說：「不是不接，而是要想辦法讓救護車能夠幫葉克膜充電。」

於是我們改良救護車，加裝插座供電，往後即使長途接病人也不用再擔心電力不足的問題。

醫學領域的很多成就是這樣累積而來的，是無數錯誤的檢討與改進、投注無數的心血，一次又一次遭遇問題、解決問題，慢慢築起堅實的基礎。這個世界經常是努力未必有成果，可是如果不努力一定沒有成果。

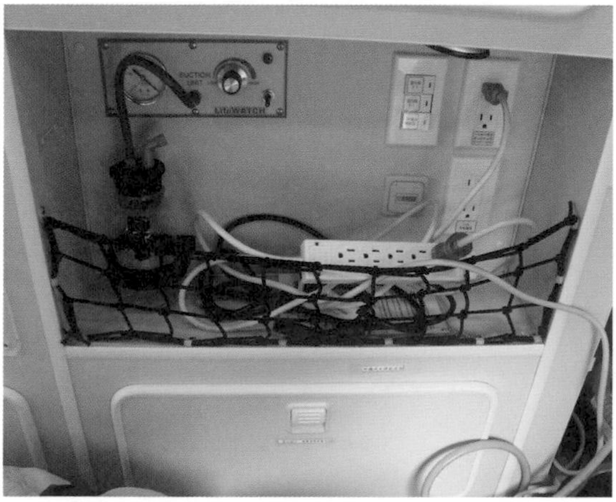

救護車上的充電插座

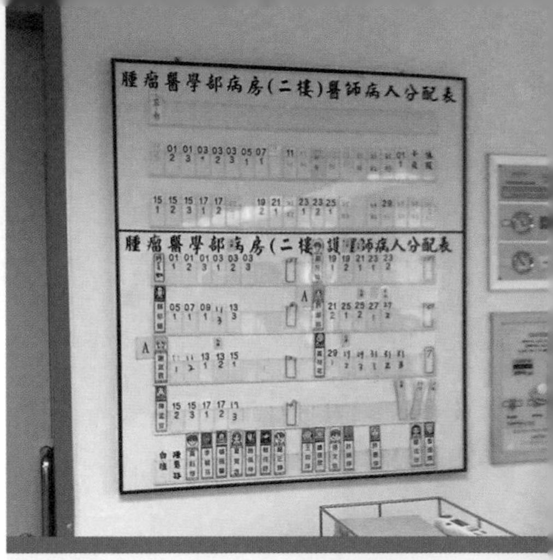

第九章

比病患更像病患的護理師

認真是一種精神，把它推廣到團隊裡每一個人都認真，就成了一種文化。台大醫院的葉克膜團隊之所以能夠成為全世界最頂尖的醫療團隊，認真是成功最重要的原因。

有一次去中部的醫院接病人，患者年紀約五、六十歲，急性心肌梗塞。外院先做了心導管手術，發現病患心臟的三條血管都阻塞，初步處理做血管擴張術。但是病患的血壓一直不穩定，再加上家屬強烈要求轉診台大醫院，於是醫師打電話來聯繫，希望我們能夠接手。

裝或不裝，總要給病患與家屬一個理由

根據該院的醫師評估，轉診台大醫院後，可以視情況為病人做繞道手術，如果患者術後心臟還是狀況不佳，就要等候心臟移植的機會。

這次我們同樣派了蔡壁如與黃書健醫師一起去接病人。到了那裡，他們發現病患意識清楚，還能夠說話，使用的強心劑劑量不高，醫院也已經幫病人裝上主動脈內氣球幫浦（intra-aortic balloon pump, IABP）。所謂主動脈內氣球幫浦是在心臟功能不足時使用的醫療輔助，可以增加心輸出量。但是如果病患的心臟衰竭嚴重，主動脈內氣球幫浦不夠用了，就需要換成葉克膜。

蔡壁如與心臟內科溝通時提出疑問：「這個病人尚未插管，情況還好，需要裝葉克膜嗎？畢竟葉克膜是在病人情況危急時才使用。」

黃醫師則有不同意見，他表示：「如果運送途中，病人情況變差的話，我們沒有辦法在救護車上裝葉克膜！」

他們為此討論了很久，因為病患的情況確實讓人有些不知該如何是好。後來黃醫師說：「要不然我們試試看不要裝葉克膜吧，就這樣直接載回去。」

蔡壁如說：「裝或不裝，總要給病患與家屬一個理由，我們跟他們溝通看看。」

當時病患狀況很穩定，能夠理解和表達意見，他們把帶去的葉克膜推給病人看。「你現在看起來狀況不錯，所以有兩種選擇：為了安全起見，我們應該要幫你先把葉克膜裝起來。但看你情況尚好，如果拚兩個小時，用最快的速度，救護車一路衝回台大醫院，過程當中你忍耐一下，說不定可以不用裝。你要不要試試看？」

病患考慮片刻，與家屬討論後做出結論，「我覺得我的狀況還好，既然有裝主動脈內氣球幫浦，那麼能不裝葉克膜就不裝。」為此，他還簽了一份放棄安裝的同意書。

最後他們將病人送上了救護車，一路開回台大醫院，但在半路上卻出了一點意外。不過出狀況的不是病人，而是蔡壁如。因為救護車開得飛快，她又坐在病床的後方，也就是車子的最尾端，一路搖晃顛簸，所以她暈車了！她在救護車上到處找塑膠袋，準備吐一場。

由於病患意識清楚，他看到蔡壁如在那邊東翻西找，忍不住問說：「蔡小姐，妳在找什麼？」

蔡壁如坦白告訴對方：「我有點暈車，想找個塑膠袋來吐，也許會好過點。」

病人看她臉色不佳，不禁擔心說：「蔡小姐……要不這樣好了，我起來，讓妳躺一躺，看會不會好點？我覺得妳比較像病人。」

蔡璧如心想：你才是病人啊！你身上還裝著IABP，怎麼能起來！

這個病患接回台大醫院後，接受冠狀動脈繞道手術，術後恢復狀況良好，平安出院。

他出院時高興地邀請蔡璧如說：「蔡小姐，下次妳到中部來玩，一定要來找我，但千萬不要再搭救護車了……」

模擬各種運輸行動

我們去外院接葉克膜病患時，有一套評估方式，還有格式化的病歷單，記錄病患的性別、年紀、身高、體重、病史、發病原因及經過。也會針對藥物和醫療措施做紀錄與評估，包括IABP、強心劑、其他藥物等等。透過這套評估流程，我們就能夠確認病患是否適合接回台大醫院繼續做治療。

自從去高雄接過病患後，考慮到救護車往返南北的交通時間過長，於是我們思考以高鐵運輸葉克膜病人。

用高鐵運輸葉克膜病患，乍聽起來有些異想天開。但這種計畫不能只是紙上談兵，需要實際演練。

由於高鐵白天必須載運大量旅客，所以我們與高鐵公司談好，配合他們一年兩次的夜間演習，同時進行我們的模擬運輸行動。

按照計畫，我們先把葉克膜、擔架送到台北車站的行李託運中心，從那裡下到高鐵站，再搬上第七節車廂就定位。我們演練透過高鐵站的電梯，將病人運送進出站和上下救護車。

用言語描述很簡單，不過就是擔架上下電梯、進出車廂而已。實則不然。演練中包含各種災難應變，像是病患已經在高鐵車廂裡，但是列車中途故障或者遭遇地震而無法運行時，該怎麼辦？

為了這些可能發生的意外，我們還設計了一套應變流程，因為高鐵大多是高架，碰到緊急狀況時，我們要把病人的擔架從四層樓高的高架上慢慢送下來，再配合救護車接駁……這些問題不能等到意外發生時才來喊「怎麼辦」，也不能等發生後才來檢討「我們當時應該怎麼做」，必須在事前就列入考量，準備好應變之道。

我做這些計畫、ＳＯＰ時，經常有人會笑說：「何必自找麻煩？」

但是我認為，從來不去想的事情，不代表不會發生。若事前沒有設想，突然發生了，也不可能知道如何應變。對於可能發生的各種情況，平常都應該把ＳＯＰ準備好。到時候真的出現什麼意外狀況，照表操課，不敢說百分之百沒有問題，但是起碼雖不中亦不遠矣，至少有七成的狀況可以應付。

幾次運輸演練，同仁們都很辛苦。我們白天正常上班，下班後再趕往高鐵站準備，半夜演練結束時大約已經是凌晨三、四點，沒有回程的高鐵，包括我在內，所有人直接在高鐵車站的候車座位上躺平，等天亮前高鐵的掃軌車把我們載回台北。

除了救護車和高鐵，我們也曾經去松山機場演練專機運輸葉克膜病患的流程。

⋯⋯ ⋯⋯

認真是一種精神，把它推廣到團隊裡每一個人都認真，就成了一種文化。台大醫院的葉克膜團隊之所以能夠從無到有，最後成為全世界最

> 認真是一種精神，把它推廣到團隊裡每一個人都認真，就成了一種文化。

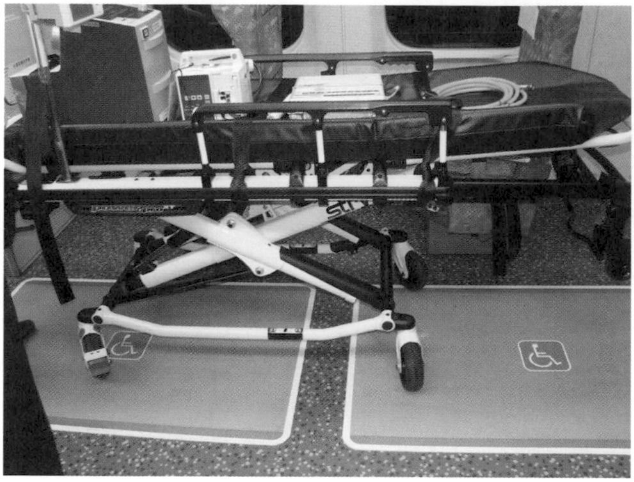

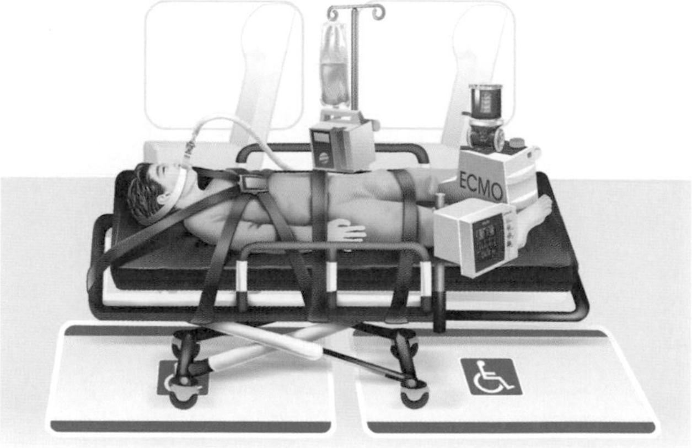

高鐵上的葉克膜演練

頂尖的醫療團隊，認真是成功最重要的原因。

一件事情能夠成功，從來不是偶然，至少在葉克膜這件事上，是多少人毫不懈怠、共同努力創造的成果。

網路時代一切講究快速，但時間久了，很多人都忘記吃苦耐勞的重要性。

這個世界上，只有「不小心全軍覆沒」，從來沒有「不小心大獲全勝」。成功是不斷努力的成果累積。這也是為什麼我經常告訴學生：「不要羨慕別人成功，因為你付不出那個代價。」

一件事情能夠成功，從來不是偶然，至少在葉克膜這件事上，是多少人毫不懈怠、共同努力創造的成果。

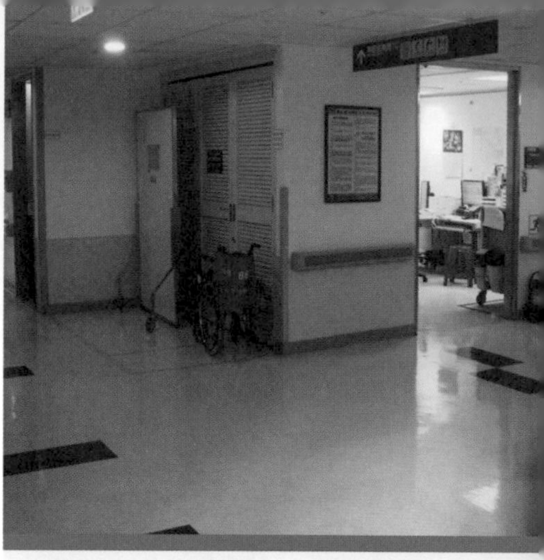

第十章

葉克膜引路，深入未知的醫學領域

每當我想起這個病患，總是遺憾我們做了那麼多努力，卻無法救活她。但用另一個角度思考，如果沒有葉克膜，病人可能在急診處就去世了。

葉克膜安裝最久的病人，不可思議的人體自癒力

葉克膜發展至今，安裝時間最長的紀錄保持人，是一個家住中壢，綽號阿文的病人。有一天阿文喝醉了酒，跌跌撞撞走在魚塭旁，一個不慎失足落水。他跌落的魚塭由於長期廢棄，積水汙濁，嗆入肺中導致肺部嚴重感染。他先在當地醫院治療了一個多星期，情況越來越糟，最後只好轉送台大醫院。

我們派出葉克膜小組去中壢幫阿文裝上葉克膜，再接回台大醫院。

X光片發現他的兩側肺部發白，每次通氣量不到一百CC，正常人則是

六百到八百ＣＣ，可見他的肺臟功能嚴重受損。我們給他裝上葉克膜支持肺部功能，避免缺氧引起的後續損傷，又下了強效抗生素，控制他的肺部感染。

葉克膜裝到第六十天，學生問我：「柯Ｐ，這個病人裝葉克膜這麼久了，情況一直沒有恢復，難道就這樣繼續下去嗎？」

我說：「這樣好了，給他做個肺部切片，看看肺臟情況再說。」

切片出來，我們都嚇了一跳。學生指著肺臟切片問我：「這是肺臟嗎？比較像是肝臟！」

肺臟是氧氣交換的器官，正常的肺泡充滿空氣，摸起來的觸感是軟軟的、泡泡的。但我們切下來的這一塊，摸起來卻是硬邦邦的實體，怎麼看也不像是肺臟。

學生問：「這樣還能活下去嗎？」「是不是要放棄了？」我實在想不出其他治療方法，而且病人有感染，也不適合肺臟移植。

說也奇怪，靠著葉克膜的支持，病人的肺功能竟然慢慢恢復過來。阿文靠著葉克膜撐了一百一十七天，後來逐漸康復，可以自己呼吸。出院前，他已經能騎腳踏車運動。阿文的變化令所有人都覺得不可思議。

在此之前，教科書沒有類似的例子，我們從沒想過壞到那種地步的肺臟竟然也會復原。

後來我發現很多年輕病患的嚴重急性呼吸窘迫症，只要撐得夠久，還是有可能恢復。但年紀越長，恢復能力越差。年齡是一個很神祕的因素，只是我們仍不知青春的祕密是什麼？

媒體報導時，經常只是炒作成功的案例，吹噓葉克膜的神威。醫師能把病患治癒，看著他健康走出醫院，固然值得高興，但是也不能忽略了很多的醫療成功取決於病人本身的條件，而不是醫生的技術。

新型態葉克膜，協助肺臟移植病人復健

阿文之後，我們透過葉克膜，又做了很多關於肺臟移植的手術。

一名二十七歲的年輕女性罹患原發性肺動脈高壓，必須等待肺臟移植。所謂原發性肺動脈高壓，是一種罕見疾病，至今為止，醫學上對於這種疾病的了解不多，就連發作原因也很難確定。我們只知道這種疾病發生機率很低，以年輕女性居多，大多數患者沒有家族遺傳病史。另外

> 很多的醫療成功取決於病人本身的條件，而不是醫生的技術。

有部分患者可以查出基因突變，但多數都查不出致病的原因。

這種疾病的患者起初容易感到疲倦、有氣喘或呼吸困難的症狀，隨著病情惡化，會出現心悸、水腫等等現象，又因為心肺負荷加重，出現呼吸困難、心肺衰竭等等問題，有很高的死亡風險，但沒有確切的治癒方法，只能以藥物控制病情。

這名女病患因為症狀持續惡化，住進加護病房，裝上葉克膜，等待肺臟移植的機會。通常這類病患的葉克膜安裝都是導管插入股動脈、股靜脈，然而這種安裝方式會讓病人行動受限，只能躺在病床上動彈不得。二〇一〇年後我們改良做法，直接將葉克膜的管子連結在胸腔內，病人因此可以活動，甚至下床。

這種新型態的葉克膜裝置成功後，胸腔外科的徐紹勛醫師提出要求，所有等待移植的病人必須起床復健。他認為：「病人長期臥床，肌肉漸漸喪失力氣，等待肺臟移植的時間又很漫長。通常到後來，即使有了健康的肺臟可以移植，卻是病患體力不足，撐不過手術，或術後恢復得很差。不如趁等待的時間，好好鍛鍊，提升體力。」

在徐醫師的堅持下，每天早上我們完成各自的工作之後，大約十一點會客時間開始，當家屬進入胸腔外科加護病房探病時，葉克膜小組的技術人員、護理師、呼吸治療師、物理治療師等等也都一起報到。眾人聚集在病床邊各司其職，協助病患復健。葉克膜技術人員負責幫病人看好葉克膜的管線，並協助扶住管線，而呼吸治療師要看好呼吸器，復健師則協助病患慢慢站起來。

剛開始，這位女病患因為長期臥床，所以站立時雙腿無力，我們都可以清楚看見她雙腿發抖的模樣。此時物理治療師便上前協助病人進行復健。仔細想想，這樣的情況只有在台大醫院才會發生，為了照顧一個病人，我們動用這麼多的人力和成本。雖然時間不長，但每天早晚兩次，早上十一點、晚上七點，各一個小時，準時進行。

在此之前，類似的病患總是長期臥床，從來沒人想過這樣的病患也能夠下床復健。有些保守的醫護人員甚至擔心，讓病患下床可能會引發嚴重的後果，如果摔倒了怎麼辦？可是很多事情不能事先預料，必須動手做了以後才知道結果好壞。後來我們發現，當病人能夠站起身來，肺活量就有明顯變化，即使不接呼吸器，也能夠短暫支撐。我們針對此事加以研究，才發現人在躺平時，肺活量最小，如果能夠雙腳踩地站起來，肺活量就會增加。

復健成效很不錯，病人的身體逐漸好轉。她白天坐起來和站立的時候，不需要使用呼吸器，體內肺活量和氧氣指數都明顯改善，就連氣切也可以拿掉。慢慢地她的雙腳開始有力，就連食慾也變好了。

這位女病患在加護病房裡等待肺臟移植的時間長達一個多月，後來移植手術很成功。那一年我們有兩個肺臟移植手術的病患，都採用這樣的復健方式，結果皆令人感到欣慰。

葉克膜支持，爭取肺臟移植機會

同樣是肺臟問題，卻不是每個病患都像阿文或上述年輕女患者一樣幸運。

一位二十八歲的女病患，結婚生子後生活幸福美滿，唯一的問題是，生完孩子之後她就很容易喘，有時只是爬幾階樓梯就喘半天。一年後，她因為呼吸急迫被送往醫院急救，診斷是肺栓塞，醫生給她肝素（抗凝血劑）治療，情況並未好轉，在醫院裡又拖了兩個星期。

她的丈夫眼看妻子喘得實在難受，辦了自動出院，帶著太太坐上計程車，趕到台大醫院急診處。

病患剛到院時，呼吸急迫、喘氣不止，急診處的志工按照慣例，推了一張病床過來讓她躺平，結果人一躺下馬上就需要CPR了，急診醫師緊急照會我們。

我確認過情況後，告訴病患的丈夫，「你太太這種病只有肺臟移植能救。但是台灣肺臟移植的機會很少，一年頂多四、五例，我看……她可能等不到。」

做丈夫的一聽這話就慌了，馬上跪在我面前，求我務必救救他太太。他說他不能讓妻子這樣不明不白就死掉，更何況他們的孩子才一歲多，那麼小就失去媽媽太可憐了。

我看病人持續在CPR搶救，除了肺臟不行，其他器官都還可以，於是幫她裝上葉克膜。裝了葉克膜之後，病況穩定下來，確定診斷是肺高壓。

肺高壓發生的原因很多，總歸來說，主要是肺部血管阻力過大，導致右心室必須大力收縮，才能讓血液流過肺部。時間一長，右心室逐漸衰竭，早期還能用藥物控制，病情惡化到後來只能進行肺臟移植手術，沒有其他有效的治療方式。

於是問題又回到了原點：除非肺臟移植，否則沒有下一步，但肺臟移植機會很少。我只能告訴病人的丈夫：「你要做最壞的打算。」

這個病人是幸也不幸，裝上葉克膜後的一個星期，居然出現了肺臟移植的機會。可惜她在外院打了兩個星期的抗凝血劑，到台大之後裝上葉克膜，又持續施打一個星期的抗凝血劑，所以移植手術雖然成功，但因使用抗凝血劑多時，凝血功能不佳，術後血流不止，沒能撐過去。

每當我想起這個病患，總是遺憾我們做了那麼多努力，卻無法救活她。但用另一個角度思考，如果沒有葉克膜，病人可能當天就在急診處去世了。醫生只能盡力替病人爭取機會，但能否過關還是老天決定。

透過葉克膜，探究不可知的世界

許多年前，有個孕婦在外院生產，產後忽然出現氣喘症狀，院方研判是羊水栓塞。

> 醫生只能盡力替病人爭取機會，但能否過關還是老天決定。

羊水栓塞是指孕婦在分娩的過程中，羊水沒有排出，反而進入了母親的身體，引發母體發炎。這種病症的發生率極低，但一發生就非常致命。所以當我接到電話，知道是羊水栓塞的病患時，我研判：「救活的機率不高。」但是家屬再三懇求，於是我們派人去協助接回治療。

到了外院，拿到超音波照片一看，小組成員提出不同看法：「這好像不是羊水栓塞，而是心臟瓣膜上有異物（贅生物），導致心臟功能不佳。如果是異物，拿掉異物就可以緩解病患的狀況了。」

後來病人轉入台大醫院，內科來做超音波檢查，結果出來後同樣有兩派意見。有人說羊水栓塞經常只發生在肺部，沒聽過卡在心臟的，一定是異物，搞不好是細菌性發炎引起；也有人堅持，那就是羊水。

最後我們進行開心手術，發現病人的心室裡塞滿了羊水，病人最後死於泛發性血管內血液凝固症（Disseminated intravascular coagulation）。

病人臨終的狀況很不好，併發嚴重敗血症，還插著葉克膜，全身浮腫。我們評估病人已經走了，想要幫她關機，結束她的痛苦，但病人的丈夫不同意，大吵大鬧，不許任何人碰機器。

病患的丈夫並非不理智、不講理的人，之所以拒絕關機，是因為對妻子的情感實在割捨不下。他太太為了生孩子，賠上一條命，做丈夫的難以接受現實，覺得如果關機，妻子就永遠消失，剛出生的小孩也沒有媽媽了。他對妻子的死深感內疚，除了竭力抗拒，無處宣洩情緒。最後我們強行把他架出加護病房，才有辦法關機。

醫學上來看，羊水栓塞病例很罕見，以往即使有產婦患病，也發作得很快，可能當場就走了，所以我們一直很難深入研究羊水栓塞的情況。但因為必須治療這位病患，所以用葉克膜延續她的生命，開刀前也做了各項檢查，從而得到許多寶貴的醫療資料。我們原本都以為羊水栓塞是塞在肺部，但經過這次病例之後才知道，羊水也可能蔓延到心臟或全身其他部位。

人們總是說，現代醫學昌明，但是做為醫療人員，我眼前所見仍有許多不可知的領域。

經常有人問我，「這個病要怎麼治療？」「那個病要怎麼辦？」他們期待我在碰到任何疑難雜症時，趕快下命令救人。但面對從來沒看過也不理解的疾病時，我能回答的往往只是「讓我想一下」。但願葉克膜能夠讓我們更深入理解那些以前不知道的世界，破解醫學研究上的各種謎團。

人們總是說，現代醫學昌明，但是做為醫療人員，我眼前所見仍有許多不可知的領域。

我認識一位大老闆，身價幾十億，與常人相比，算得上是超級有錢人。但是有錢沒有讓他的生活好過一些。飛黃騰達之際，卻因病開刀引發嚴重敗血症併發急性呼吸窘迫症，最後裝上葉克膜續命，又併發急性腎衰竭，總之經過五十幾天的治療，總算把命給救回來。

轉到普通病房之後，又因急性盲腸炎開刀，讓人有種避坑落井的感覺。好不容易出院了，半年後在例行檢查中，被診斷出罹患淋巴癌。

淋巴癌這種疾病，化療會消退，但過一段時間，出現抗藥性，腫瘤又會復發變大，於是再打第二線化療，果然腫瘤又消退了，但再出現抗藥性，再度復發變大……如此反覆，藥劑越打越重，效果越來越差，腫瘤也越長越大。

我每次去看他，他都很激動地拜託我，「柯醫師，錢不是問題。健保沒有給付的藥，你盡量用，不要緊。你幫我找最好的醫生！給我開最好的藥！錢不是問題，你盡量做！」

每次聽他這樣講，我其實很想告訴他，「如果有錢就能解決問題，那麼現在王永慶還活著。」

然而每次見面，他還是重複同樣的話：用最好的藥、找最好的醫生、做最有效的治療，錢不是問題。我只能無言沉默，弄到後來我連見他都有心理壓力，我真的能做的都做了，確實沒有辦法。

有一次我再去探望他，他忽然對我說：「柯醫師，你不要有壓力。我知道，這一關我是死定了。」

他說這話時，一反以往的激動，顯得很淡然。我聽他這麼說，也不知道如何回應，兩人相對無言，那種沉默是一種互相諒解，難以描述。身為醫師，我知道我盡力了，我無法救治他；做為病人，他自知無法躲過死劫，但是他諒解醫師已經盡了力。

這個朋友，最後走得很平靜。

在他生命最後的那段時間，常常就是我靜靜陪他坐上一會兒，什麼也沒說，然後就起身告別。但從此我明白，醫師除了診斷、給藥、開刀以外，還有其他可以做的事。即使什麼也沒做，只是陪伴，對病患來說也具有珍貴的價值。

從那以後，我從對醫療科技的追求，回到了正視人性。

我的從醫心路歷程，從「見山是山」到「見山不是山」，最後又回到「見山是山」，看似繞了一圈，其實境界截然不同。

當我還是個小醫生時，每天懷著興奮的心情到醫院上班，看到各種疾病，也看到病人。我三十五歲就當上外科加護病房主任，有十幾年的時間彷彿都沒看到病人，因為每次查房時，只看見監視器、心電圖、呼吸器、病理報告、抽血結果，不用看病人，我也能診斷、開處方。五十歲以後，我又重新看到病人了，甚至還看見病人旁邊的家屬。我看到病人不僅有七情六慾、愛恨情仇，還和這個社會糾葛不清。我開始對生死有了不同的領悟。當醫師不只是要延長病人的生命，還要盡可能免除病人的痛苦，維持生命的品質。

我們有先進的醫療技術，能夠讓一個人在沒有心、沒有肺、沒有肝、沒有腎，甚至連腸胃道都沒有的情況下繼續活著，可是這樣的活法，算是活著嗎？一個人靠著這些機器設備、先進的醫療科技，勉強維持生命，這樣算是活著嗎？

不會死，不代表是活著。那怎麼樣才算是活著呢？

從基礎醫學出發，發展到尖端醫療，但最終，我們還是必須走回人性去了解生命的本質。

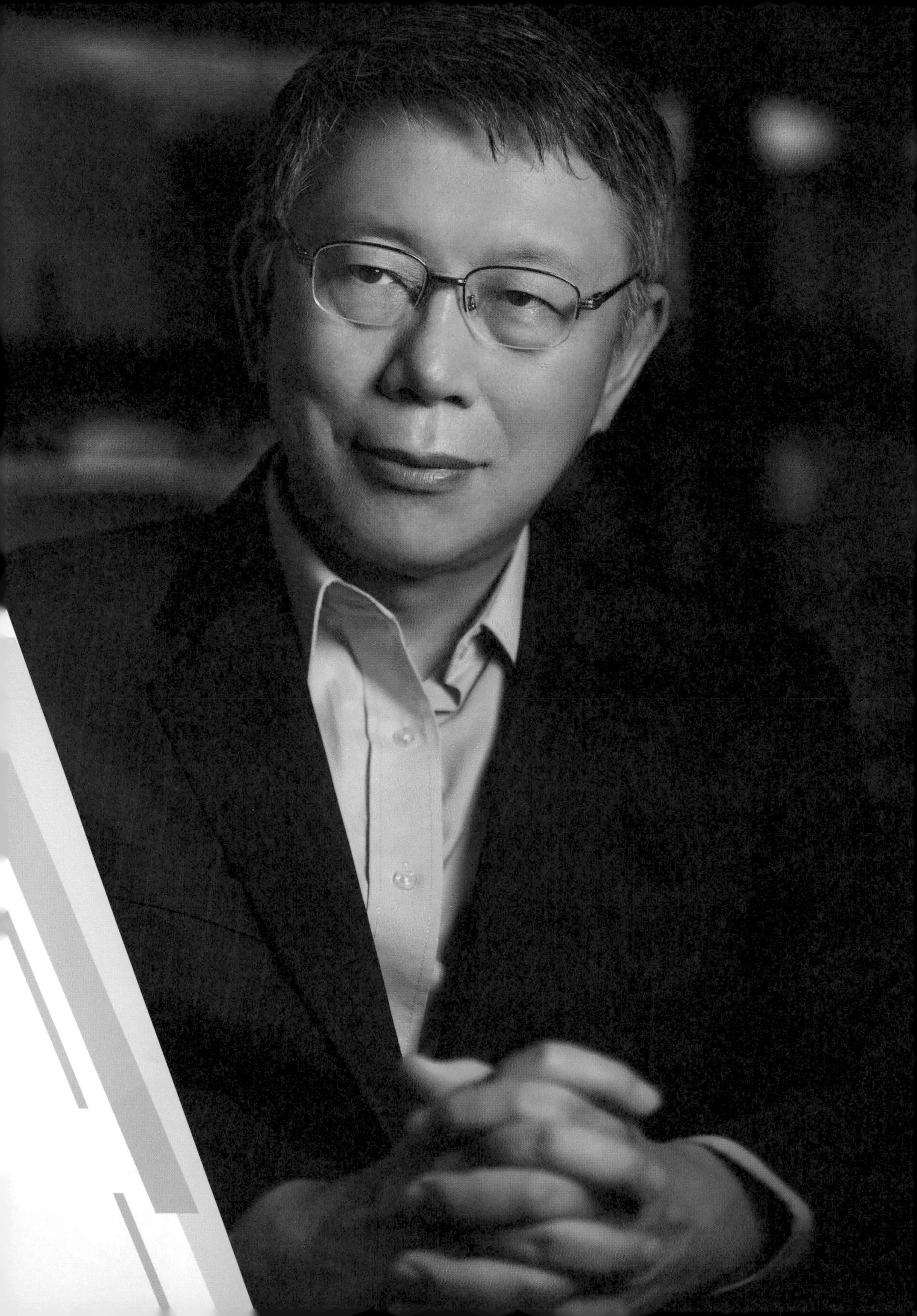

第二部

生命不可承受之輕與重

醫療應該是為了解除病人的痛苦，
不管是生理的、心理的，還是靈性的痛苦。
回歸人性，我會自問，除了盡力，
我還能為病患或家屬多做點什麼？
這是我站在醫療第一線多年，從生死中領悟到的真理；
即便後來從政，我始終沒有改變這樣的初衷。

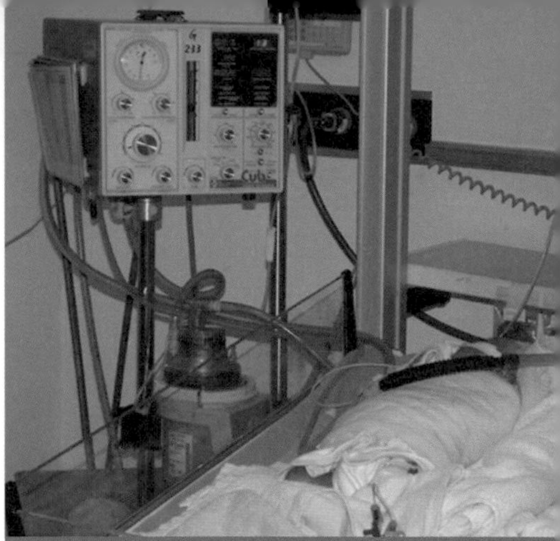

第一章

做錯一個決定，代價就是一條生命

在急診室、加護病房裡，每次搶救病人時，經常只有三十秒時間決定裝或不裝葉克膜，因為心臟停止幾分鐘，大腦就可能出現永久性傷害，猶豫幾分鐘，結果救回一個植物人，這不是大家想要的結果。

葉克膜改變了醫學上對於急救的定義

二〇〇八年的一則新聞，標題寫著「用葉克膜救命，台大占全球一半病例」。內容大致是說，台大醫院使用葉克膜急救的人數，占了全世界葉克膜急救病例的半數，而與傳統急救時使用一般CPR相比，葉克膜急救的病患存活率要高出一倍以上。

外行看熱鬧，內行看門道。這則新聞看起來不過是台大醫院對外宣布的一份醫療成果，但其中隱含一個驚人的事實：葉克膜的應用顛覆了醫療人員對急救的概念。

以往我們搶救病人時，CPR做三十分鐘，如果病人沒有恢復心跳，那就可以停止急救、宣布死亡了，因為一定會死。

但是CPR三十分鐘內裝上葉克膜繼續急救，還有百分之五十的機率可以把病人救回來。

也就是說，葉克膜造成醫療急救的革命性改變。可是為什麼新聞只報導台大醫院？因為當時全世界只有台大醫院可以在院內接到通知的三十分鐘內，替病人裝上葉克膜，繼續CPR急救。

事實上，台大醫院院內要裝一台葉克膜，從接到通知到完成安裝，在上班時間內只要十五分鐘。因為速度夠快，所以搶救效率高。我們經常一邊做CPR搶救，一邊安裝葉克膜，無縫接軌。

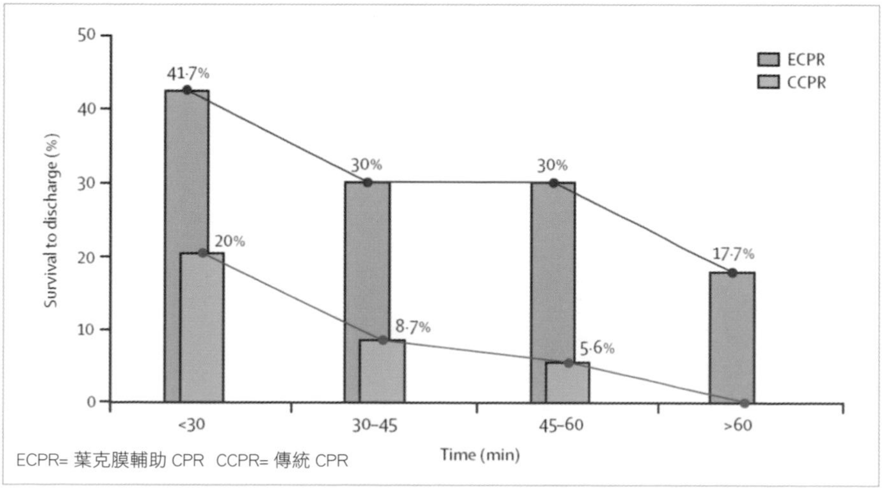

葉克膜輔助 CPR 和傳統 CPR 的存活率在不同 CPR 時間之比較
（引用來源：Lancet 2008; 372 (9638): 554-61）

一般醫院安裝葉克膜的時間需要超過半小時，甚至更久，但是時間拖得越久，搶救的成功率也就越低。

這個傲人成績的背後，代表我們對急救時間的精確掌握與要求。

不過這只是葉克膜帶來的第一個改變。

葉克膜改變了醫學上對於死亡的定義

葉克膜對醫療體系最大的影響，在安寧療護與醫學倫理層面。我曾擔任台大醫院醫學倫理委員會的委員，因為葉克膜的使用經常引發醫學倫理的問題。葉克膜讓我們對於死亡有了與過去截然不同的看法。以前我們認定的死亡，就是「心死」和「腦死」兩種。但有了葉克膜以後，就沒有「心死」的認定。

葉克膜存在以前，心臟停止跳動就等於死亡；葉克膜出現之後，一個病人即使心臟停了也不是問題。給病患裝上葉克膜，就能取代心臟、肺臟的功能；每天打點滴，取代腸胃功能；做血液透析，取代腎臟的功能；利用血漿交換取代肝臟功能……到最後，這個人即使身體每個器官都不堪用了，有葉克膜和其他裝置的輔助，還是能繼續「活」下去。

於是後來我們改變認定，只有腦死才算是死亡。

曾經有個案例是，一個人從高處墜樓，下半身粉碎，出血不止，無法可治。我們都知道他一定會死，但是他沒有達到腦死的標準。問題來了，在這樣的狀態下，他能不能捐贈器官？

當時負責的醫師碰到這個難題，堅持不肯開刀。他說：「病人還沒有腦死，怎麼可以捐器官呢？」結果病人推進開刀房，連檢察官都找來了，但醫師不敢開刀取器官。最後病人血流不止，死於手術檯上。

從這個真實故事出發，我們可以談談所謂「無心跳器官捐贈者到底可不可以安裝葉克膜」的問題。

假如現在有一個器官捐贈者，你知道他一定會死，那麼你希望能從這個人身上取得好的器官，還是不好的器官？做器官移植為的是救人，當然希望能取得好的器官！所以必要時我們會給器官捐贈者裝上葉克膜，以保存器官的最佳功能，希望移植結果可以更好。

可是在一個一定會死的人身上裝葉克膜，對這個人來說有沒有任何好處？當然沒有。結果就產生了嚴重的倫理爭議。

究竟什麼是死亡？完全依靠機器維生的人，到底算不算是活著？

有人會說：「你都知道他不會活了，為什麼還要替他裝葉克膜？」但我們這麼做，是希望能移植一個好的器官給需要的人，若移植受損的器官反而會害了受贈者。

美國後來通過了無心跳器官捐贈者安裝葉克膜的準則，是按照當年我升助理教授時所寫的醫學論文。反觀台灣社會，因為一直沒有共識，經過好多年的辯論之後，還是禁止為了取器官的理由，在無心跳器官捐贈者身上裝置葉克膜。這種問題碰多了，我不禁思考，究竟什麼是死亡？完全依靠機器維生的人，到底算不算是活著？

生死之間的艱難抉擇

在我看來，葉克膜挑戰了所有醫學倫理，因為它介乎生死之間。在急診室、加護病房裡，每次搶救病人時，經常只有三十秒時間決定裝或不裝葉克膜，因為心臟停止幾分鐘，大腦就可能出現永久性傷害，猶豫幾分鐘，結果救回一個植物人，這不是大家想要的結果。

裝上，病人可能會活。不裝，病人立刻會死。存活的機率要多高或多低，才能決定該不該裝？另外，裝上葉克膜讓病人多活幾分鐘、幾天，真的比較好嗎？答案是未必。有時我們必須放手，讓病人在那個當下離開，對病人或家屬來說反而比較好。

無論如何考慮，在急重症醫療現場，我們必須在極短的時間內，做出關乎一個人生或死的決定。人生是單行道，事後我們也永遠無法知道，如果當時做另一個選擇，結果又是如何？所以對醫護人員來說，葉克膜帶來巨大的衝擊，以往可以交由上天來決定的事情，現在要由醫師在一念之間做出判斷。

這樣的衝擊在其他醫療領域很少發生。與葉克膜相比，癌症治療的過程就很緩慢，可以拖長到幾個月或幾年，而葉克膜則壓縮在幾分幾秒之間。對醫師來說，當在場所有人，包括家屬，甚至其他護理人員，每個人都等著你做決定時，壓力之大，不言可喻。

再者，在時間壓力下快速做出的決定，有沒有可能犯錯？當然有可能。其他事情即使做錯了決定，只要事後修改、補強，還有挽回的空間，但對急重症治療的醫護而言，做錯一個決定，往往代價就是一條生命。

所以對醫護來說，醫學倫理的思考經常比醫療本身還困難。

> 人生是單行道，事後我們也永遠無法知道，如果當時做另一個選擇，結果又是如何？

為了解決這個問題，讓每個第一線的葉克膜照護人員在行動或心理上都能有所依據，我在加護病房成立了一個「醫學倫理討論會」。每個星期舉行一次，每個人把他們在照顧病人時，內心感到懷疑、猶豫、衝突，甚至是覺得過不去的部分，全都提出來討論。

這個討論會通常由我和黃勝堅醫師主持，討論的內容涉及各種層面，遇到的問題也是五花八門，比方說，對許多醫師來說，心底最難接受的，大概是必須替病人關機。

傳統醫學教育對我們的期待是把病人醫活，而不是醫死，所以才會稱「醫生」。替病人關機對醫護來說，意味著放棄病人、看著他步向死亡，這對我們來說是最難過的。所以在討論會上，我鼓勵大家把心底的糾結說出來，並試著協助他們思考該如何面對。

在台大醫院工作時，我也曾替病人關機（葉克膜）。每天面對病人的生死，我是看淡生死，不是看慣生死。死亡是永遠看不慣的。如果可以救活病人，誰會想要幫他關機？但是面對這種事情，必須做好心理準備，如果身為醫師的我不去協助病人關機，難道要讓病患家屬去做？大家都捨不得、不願意處理、想要逃避，結果是一個已經回天乏術的病人

每天面對病人的生死，我是看淡生死，不是看慣生死。

可能得拖上好幾天才會走。

葉克膜救到最後仍然失敗的病人，經常全身水腫，死狀悽慘。一個人躺在病床上，看似昏迷不醒，但他真的沒有知覺嗎？倘若病人猶有知覺，肯定感受到莫大痛苦。醫療是為了解除病人的痛苦，不管是生理的、心理的，還是靈性的痛苦。所以到了最終的階段，醫師不能視而不見，有責任要主動去跟家屬談話，盡可能撫平他們的傷痛，尋求共識與諒解，最終幫助病人關機，終結這種痛苦。

接受死亡的事實對家屬來說不容易，對醫護而言更困難。透過討論會，承擔艱難責任的醫師會得到安慰，他們知道醫療不應該只是無限制地延長一個人的生命，而是讓病人得到最適當的治療。如果病人雖然活著，但非常痛苦時，停止治療有時也是我們必須做的一步。為家屬承擔痛苦的責任，是我們可以做也是應該做的。

在我看來，醫學倫理討論會是加護病房醫護人員的心理後盾，協助疑惑與不安的醫師和護理師調適心情，如此一來，他們才能在專業領域上長久地走下去。

> 到了最終的階段，醫師不能視而不見，有責任要主動去跟家屬談話，盡可能撫平他們的傷痛，尋求共識與諒解。

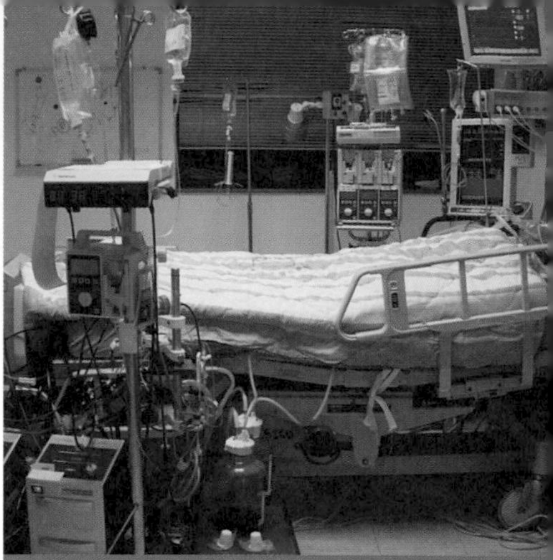

第二章

十六天的無心人，衝擊生死觀念

手術檯上的無心跳病人，連心臟都被摘掉了，
但透過葉克膜的支持，再加上心臟移植手術，竟然還可以再活過來。
這讓我不由得思考，到底什麼叫做死，什麼叫做活？

每救一個病人，無論成敗，累積的病歷都是厚厚一疊。在這些紀錄裡，有必須視為前車之鑑，永遠不可以再犯的教訓，也有可以繼續深入研究，說不定能延伸出全新治療的新思路。

心跳沒了，人就死了？

無心人不僅是全球首例和台灣奇蹟，也因為這個病例改變了我對於生死與人生的看法。

這個案例發生在二〇〇八年，病人五十六歲，家住南部。據說他在這次生病之前，健保卡一次也沒用過，結果第一次被送進醫院就是一場大病，還差點要了他的命。

他因為蛀牙，細菌侵入血液，隨著血液循環跑到心臟，演變成細菌性心內膜炎。住院後，很快就出現心臟衰竭的症狀。

外院緊急為病人的心臟進行清創手術，修修剪剪的結果，把整顆心臟給拿掉，只好替患者裝上兩台葉克膜，轉送到台大醫院，看有沒有機會做心臟移植。

病人運氣非常好，等到第十六天，居然得到了一顆心臟。移植手術也很成功，他在醫院裡休養一段時間後就康復出院。

這樣敘述起來，好像整個過程都很順利，但其實在心臟移植前，我們非常猶豫要不要進行手術。

試想，一個人被摘掉了心臟，裝上葉克膜，等了十六天，這十六天裡我們為了防止他中途醒來掙扎，或是昏迷中亂動導致管線鬆脫，於是給他下了大量止痛、鎮定及肌肉鬆弛的藥物。從外表看來病人一點反應也沒有，難以預料除了心臟問題，還有沒有其他的併發症。

我們擔心就算做了心臟移植手術把人救回來，但萬一成了植物人、不會醒過來，那要怎麼辦？

為了保險起見，我們先幫病患做了電腦斷層，確定沒有可見的腦中風或出血，然後大家就豁出去了，替他做移植手術。

進行心臟移植時，把病人的胸腔打開一看，原本該是心臟的位置什麼也沒有，只看見幾條塑膠管子連接到外面的葉克膜機器。這個景象實在詭異！

心臟移植手術後，病患意識清醒且復原狀況良好。

其他人看到這則新聞，只覺得是醫學奇蹟，殊不知它徹底衝擊傳統的生死觀念。在傳統醫學的認知裡，心跳沒了，人就死了。可是手術檯上的無心跳病人，連心臟都被摘掉了，但透過葉克膜的支持，再加上心臟移植手術，竟然還可以再活過來。這讓我不由得思考，到底什麼叫做死，什麼叫做活？人生又是什麼？

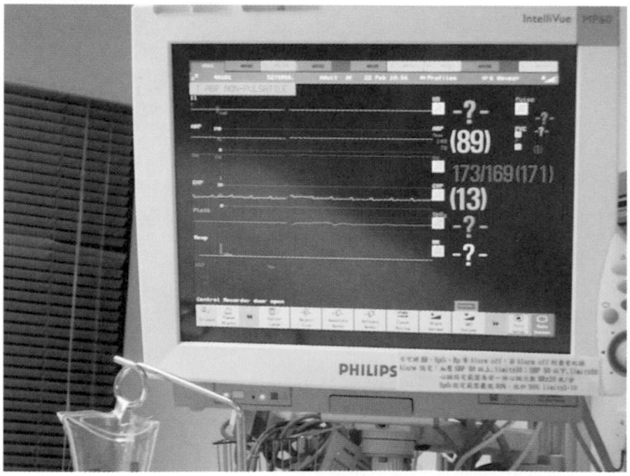

心跳沒了，人就死了？

有很長一段時間，這些問題一直困擾著我。後來我想通了，人遲早都會死的，所以死亡不是人生的目的，人生只是一個過程，在過程當中，我們尋找人生的意義。

當然，奇蹟會出現，成功的案例也不少，所以葉克膜才會如此被重視和發展；不過實際上，失敗的經驗往往更是慘烈。很多時候看著病患裝葉克膜裝到最後，全身水腫、併發感染或器官衰竭，我知道他一定會死，但什麼時候關機？怎麼跟家屬溝通說明？每一個案例都不一樣，每一步都是醫師的考驗。

每個病人都是不可取代的唯一

有位剛生產的女性病患，因為肺動脈高壓，只能等待肺臟移植。後來她雖然等到肺臟，卻因為移植手術失敗而過世。她臨終的遺願，是將眼角膜捐出來，我們最後也幫她完成了心願。

半年後，病患的丈夫寫了封信給我。

> 死亡不是人生的目的，人生只是一個過程，在過程當中，我們尋找人生的意義。

柯醫師你好，也許你已經忘記，我是去年十一月因為肺臟移植去世的病人XXX的先生。時間匆匆已過半年多，這半年來我一直想提筆，感謝你在最後的時刻為我老婆做的總總。只是一觸及內心的創痛，總是無法下筆。今夜又是一個人面對這個靜靜黑夜，我想應該寫信謝謝你，在我太太漫漫苦等的最後日子裡，給了我們希望。雖然結果是那麼令人失望痛苦，但我和我老婆還是衷心感謝你對病人的付出。

還記得我第一次靦腆地去請求你幫助，想不到你竟在百忙之中立刻撥空去看我老婆。那時我和太太都非常驚訝，因為這與我倆在醫院那麼久的經驗和認知不符。我和太太都心想，手術後最要感謝的人是你，讓我們在等待中有了一絲光明。

對醫療，身為病患與病患家屬，實在無任何資格要求過多的關心與照顧。畢竟醫生是人，也有喜怒哀樂，沉重的壓力讓醫生們臉上不容易露出笑容，也不容易傾聽病人及家屬的心聲。畢竟有那麼多的事情要處理，不可能對單一的case付出太多的心力。

但我常想，如果照顧的是自己最親最摯愛的親人，那又是如何？如果身為醫師能深刻體認到，或許自己多一些關懷，就可以讓一個原本快樂安詳的家庭，免受親人離散；讓一個出世未久，還不會叫媽媽的小孩，有母親溫暖懷抱可依；讓一個伴同愛侶相知相惜走過十一年頭的年輕人，能更有希望地走向未來……相信醫師們就能更有悲天憫人的胸懷，去幫助需要幫助的人，因為他們做的不只是救一個人，還有那個人背後傷心無助的家庭。

我太太手術前告訴我，萬一手術失敗，就把她所有可用的器官捐贈出去，因為她不願意有別的家庭，再有如我們般痛苦的等待與無助。看著她眼角流血，我的心也跟著滴血。我想人生無常，有機會可幫助別人的時候，我也會捐出全身器官，畢竟這可為多少瀕臨絕望的家庭，帶來多少的歡樂與希望。

寫這封信，除了感謝還是感謝。你為病人的付出，相信許多人都默默記在心裡。每次當你拖著疲憊的身心在巡房時，請了解我和太太以及每一位受你幫助的人都感念在心頭。也希望每位醫師都能有你的影子。

謝謝你。

這封信給我很深的感觸。對醫師來說，每天看診的病人實在太多

> 醫師做的不只是救一個人，還有那個人背後傷心無助的家庭。

了，所以每個病人不過是眾多病人的其中之一。但是對於病患家屬來說，這個病患是唯一的、無可取代的，她可能是丈夫深愛的妻子，也可能是嬰兒依賴的母親。以前我當醫師時，住院醫師都知道柯P最好拜託。有時候我回到家已是半夜，躺下去睡沒幾個鐘頭，就接到住院醫師打來的緊急電話：「柯P，病人胸導管已引流一千五百CC的血，怎麼辦？」我實在累得爬不起來，很想跟他說就繼續輸血，其他明早再說。但我總是會想起那句話：「他們做的不只是救一個人，還有那個人背後傷心無助的家庭。」想到那封信，我再怎麼累還是會奮力起床，黑夜中騎著腳踏車趕去醫院看病人。

我們看到很多關於葉克膜的傲人成績，以及各方面的醫療進步，彷彿有葉克膜的存在，就能扭轉生死的命運。無疑的，葉克膜確實衝擊了一般人對生死的想像，然而生死是不可能改變的。

做為急重症醫師，即使醫學再怎麼昌明、我們擁有那麼多的尖端醫療技術，但至今還是沒有人可以百分百確定哪個病人會活、哪個病人會死。我曾經歷多次眼看病人狀況好轉，隔天就可以離開加護病房，但當晚發生一個誰也沒料想到的意外，就直接掉落瀕死邊緣。也有那種送進加護病房時，我們都覺得希望渺茫的病人，結果卻慢慢一點一點好了起來。所以我常說，凡事盡力就好，不要問結果。

可是，回歸人性，我會自問，除了盡力，我還能為病患或家屬多做點什麼？這是我站在醫療第一線多年，從生死中領悟到的真理；即便後來從政，我始終沒有改變這樣的初衷。

回歸人性，我會自問，除了盡力，我還能為病患或家屬多做點什麼？

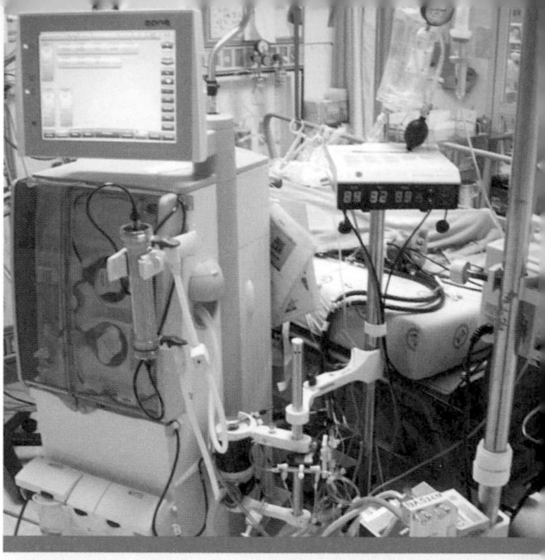

第三章

安裝葉克膜，到底是治療誰？

這個女孩子最終還是沒有活下來，每當我回想起這件事，不禁感嘆：「這樣勉強安裝葉克膜，到底是在治療誰呢？是治療病人？治療家屬？還是治療醫生自己呢？」

關於葉克膜濫用、無效醫療的問題，我曾經談過許多次，然而相同的事情仍然不斷發生。邵曉鈴、星星王子、小薇等等葉克膜成功搶救的病例經媒體廣泛報導之後，葉克膜的醫療功能被過度誇大，很多人將它視為能夠扭轉生死、化腐朽為神奇的萬靈丹。人們一旦對葉克膜抱持不切實際的期望，在心態上與實際行動上，就會不管是什麼病、什麼傷、什麼樣的情況，急救到最後，一律裝上葉克膜，孤注一擲，將它視為最後的希望。

就連醫師往往也把葉克膜視為最後的搶救手段，有時為病人安裝葉克膜，只是醫師表示「我們已經盡全力了」的一種工具。

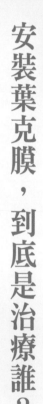

VIP病人的過度醫療

什麼樣的病人最容易發生過度醫療？答案是VIP病人。

二〇〇八年總統大選之後，內政部部長預定人選廖風德先生在登山時，因為心肌梗塞突發而倒下。由於他的身分特殊，是所有人眼中理所當然的VIP，所以雖然他在山上就已病發過世，沒有生命跡象，但送到醫院時，院方礙於社會壓力，不得不替他裝上葉克膜。

可是勉強裝上葉克膜對他有任何好處嗎？沒有，這麼做只是表示醫院已盡力救治。多拖半天，讓所有該來探視的重要人士都來看過以後，醫院方面才宣布急救無效。

同樣的情況也發生在許多達官貴人身上。有位科技公司的董事長玩飛行傘發生意外，從半空中摔下來，渾身是傷，血流不止，被緊急送往醫院搶救。

當時我的學生在那家醫院服務，打電話向我求救，他說：「柯P，怎麼辦？他們要求給病人裝葉克膜。」我聽完病人的狀況，忍不住生氣地說：「裝葉克膜之後要使用抗凝血劑，病患已經全身外傷、流血不止，還給他裝葉克膜，是要他流血流到死嗎？這種不符醫學常識的要求，你怎麼不拒絕？」

那個學生也很苦惱。「但他是ＶＩＰ啊！」

我更生氣了，「ＶＩＰ不是裝葉克膜的理由。」

話雖如此，最後醫師還是無法承受來自各方的壓力，勉強給病患裝上葉克膜，但病患終究沒能撐過去。

過度醫療的對象，一定是位高權重的人嗎？其實不然，很多廣受社會注目的事件，由於討論度高，且攸關醫院或相關單位給大眾的觀感，也會製造出所謂的ＶＩＰ。

二〇〇九年，一個廣東旅行團來台灣旅遊，在台北一〇一大樓周圍碰上了工安意外，大樓起重機突然掉下來，砸到兩名陸客。傷者當場頭骨碎裂，全身嚴重外傷，血流不止，被送往醫院急救。

就傷勢來看，這兩條生命已經無可挽救了，但為了要給社會大眾和媒體一個交代，醫院只能硬著頭皮給傷者裝上葉克膜，勉強維持幾個小時，再宣告不治。

二〇一一年，國防部二〇四兵工廠的爆炸意外，八位傷者中有四個人裝上了葉克膜搶救。

我看了新聞報導後研判，這些傷者很難存活，因為燒傷面積過大，甚至高達百分之九十。如此大範圍的燒傷面積，病人死亡率非常高，而且一定會感染，因感染引起敗血症的病患，使用葉克膜之後，感染的狀況根本無法控制，所以裝了葉克膜也於事無補。但醫院承受著軍方的壓力，必須極力搶救、給家屬一個交代，所以只能為病人安裝葉克膜。最終也沒能挽回他們的性命。

類似的事情太多太多。我還記得，二〇一三年九月，有一天晚上我在醫院裡還沒下班，忽然聽到院內廣播，急召葉克膜小組，說急診有病患要裝葉克膜。我過去查看情況時，發現我的學生正在替「死者」安裝葉克膜。

我一肚子火，追問原因，才知道是國防部地下室發生爆炸，傷者都送到台大醫院。醫師迫於壓力，明知是無效醫療、救不回來的狀況，也得勉強救治。沒用上葉克膜，好像就不算是盡力救治。

過度醫療的悲歌

看多了VIP病人，我心裡經常充滿感慨。很多人一生都為了追求名利而努力，然而死到臨頭的時候，「名」和「利」都救不了你的命。其實到了生命的盡頭，有時「名」和「利」還會害你無法善終。

曾經有位六十多歲的女性病患，她是一個企業大老闆，因為急性心肌梗塞住院，心導管檢查之後緊急做了冠狀動脈繞道手術。可能是術前血管阻塞太久了，雖然血管成功接通，但是手術後她的心臟仍然功能不佳。主治醫師請我去開刀房看看情況，他說這位病人是VIP，非常重要，絕不能死在手術檯上。我評估後認為病情一時間無法好轉，只能建議說：「那就讓她裝上葉克膜，先送到加護病房治療，看看心臟功能會不會恢復。」

裝上葉克膜後，在加護病房治療了一段時間，心臟功能仍然不好，而且因為病患本身凝血功能不佳，做了開心手術之後，傷口不斷流血，所以我們只能一直輸血補充。

又過了一個星期，她的心臟功能仍然沒有恢復，無法脫離葉克膜。

> 到了生命的盡頭，有時「名」和「利」還會害你無法善終。

我告訴病患的兒子：「你母親這個樣子，恐怕只能等心臟移植了。但是我擔心她在等待的過程中還是會不斷出血。我建議給她安裝心室輔助器，減少抗凝血劑的需求，流血的問題會比較好處理。」

根據當時的醫療費用規定，裝一個心室輔助器就要一百八十萬，有的病人左心室、右心室都衰竭，需要用到兩個輔助器，那就是三百六十萬，再加上手術與其他費用，至少要準備五百萬會比較妥當。而因為女病患本身非常富裕，病患家屬更是不在意這些醫療費用，所以很快就裝好了心室輔助器。

治療至此，她的病情依舊起起伏伏、狀況不斷，而且因為照護棘手，她一直住在加護病房裡。

等了兩個多星期後，好不容易她得到了換心的機會。

這原本應該是一件值得慶幸的事，然而事與願違，換心後她的狀況更糟，新移植的心臟居然不跳！心臟不跳，有很多可能的原因，其中之一是因為她裝過葉克膜，後來又裝了心室輔助器，一直在開刀、輸血、打抗生素……種種的治療加上身體不斷接觸外來的東西（葉克膜、心室輔助器、輸血等等），免疫系統產生複雜衝突，這些都是器官排斥的加重因素。無論如何，心臟不跳是事實。在開刀房裡，我們發現移植的心臟無法跳動，又趕緊幫她裝回葉克膜，再送回加護病房。

又過了幾天，病患的兒子向我們表示，想要再等待第二次換心的機會，希望醫院方面能夠再幫他母親安裝心室輔助器。

我們勸他，「開了那麼多次刀，如果現在還要再裝心室輔助器，恐怕你母親的身體會吃不消。」

但家屬非常堅持，有很強的主觀意識，又不在乎花錢，所以我們又給病人裝上心室輔助器。

可是想想看，一個上了年紀的病人，罹患心肌梗塞，心導管、冠狀動脈繞道手術皆無效，反覆開刀，裝過兩次葉克膜，又裝了兩次心室輔助器，還做過心臟移植……每一次手術，都得把她的胸腔打開，原本已經難以癒合的傷口一直血流不止，輸血從來沒有停過，最後病人死於泛發性血管內血液凝固症。

我每次想到這件事，都感慨說ＶＩＰ病人的死法經常和一般人不同，他們不缺錢，但經常死於「過度」——家屬的過度關心，以及醫生的過度治療。

醫師所愛之人，也是醫療ＶＩＰ

還有一種容易被過度醫療的ＶＩＰ，或許無權無勢，但因為是醫師的親友，所以醫師也會忍不住給予太多的關照。

我有一個學生，從當實習醫生時就跟我很好。他和女朋友是班對，畢業後分別在不同醫院當住院醫師。有一天，他女友去做大腸鏡檢查，麻醉到一半，忽然就心跳停止了，當場馬上做ＣＰＲ，先送馬偕醫院急救，再轉送到台大醫院。

病人送來之後我過去查看情況，我的專業告訴我，這個病人不會活了，她休克時間太長，即使裝上葉克膜，終究也是撐不下去，不如就這樣放手，讓她好好地走吧。

可是情感上，這個女醫師是我們「自己人」啊！她年紀輕輕，有大好前程，之前也都健健康康的，怎麼會忽然說不行就不行了。而照顧她的醫護人員，不是她的同學，就是她的朋友，大家不可能也不願意眼睜睜看著她就這麼死去。

於是情況就更難處理了。

我被自己的學生團團包圍，他們七嘴八舌討論，我也進退兩難，不知道到底該怎麼做決定。

純粹醫學的決定很清楚也很容易，就是關機停止治療，讓生命好好結束。但人是情感的動物，如果醫師與病人之間有關係，理智往往無法幫助你下決定。

我忍不住自言自語：「我現在到底應該用哪種身分做決定？」

當時葉克膜小組裡有人建議我說：「柯P，你就用老師的身分來做決定吧。」

殊不知，就是因為老師的身分，我才難以下決心！

這個女孩子最終還是沒有活下來，每當我回想起這件事，不禁感嘆：「這樣勉強安裝葉克膜，到底是在治療誰呢？是治療病人？治療家屬？還是治療醫生自己呢？」

就我自己的經驗來說，面對加護病房裡的生離死別時，其實病人比較好處理，因為此時他們通常已經陷入昏迷，不太能夠表達意見。而家屬們陪伴病人一路走來，對病況的演變，往往心裡早已有數，而且家屬會怎麼想，很大程度取決於醫師怎麼說。到頭來，其實心裡最放不下、

> 到頭來，其實心裡最放不下、最不能接受病患死亡的人，往往是醫師。

最不能接受病患死亡的人，往往是醫師。

醫師在病人身上付出許多心力，以至於把病人的生死看成個人職業的成敗，理智和情緒糾結在一起，因此很難做出理性的判斷。我看過手術後不順利的案例，醫師在加護病房裡不眠不休照顧病人半個月，甚至晚上就睡在病床旁邊，到最後病人病危時，不肯放手的是醫師，反而是家屬被醫師的執著給嚇到，因為醫師叫喊著：「我都沒有放棄，你們家屬怎麼可以放棄！」

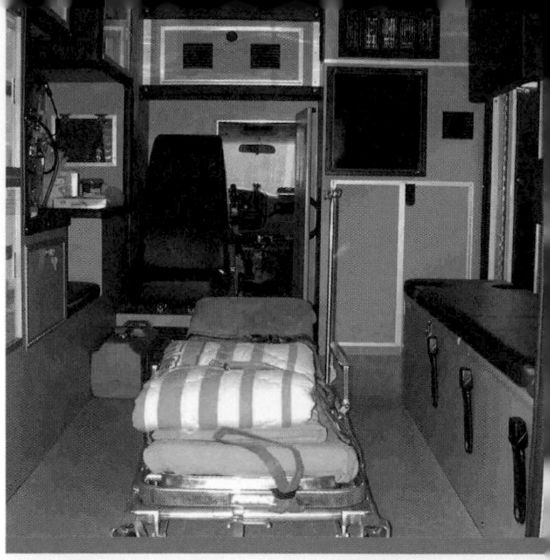

第四章 生命有價

葉克膜一旦裝上，二十四小時運轉，抽血檢查要錢、藥物要錢、後線的抗生素尤其貴。監視器要計價，狀況不好，使用的監視器越多，當然費用越高。護理步驟每一樣都要錢。每分每秒都在花錢。

醫學科技日新月異，協助醫師造福更多病人，但是技術的成功，衍生出來的結果未必都是美好。也有很多現代醫療底下無奈的故事，我們這些醫師不說，沒有人知道。

這樣做對病人真的好嗎？

有位八十二歲的老先生，因為心肌梗塞送來台大醫院。我們給他裝上葉克膜，穩定了病況，後來又開刀幫他裝上心室輔助器。

如果心臟功能不會恢復，裝置葉克膜、心室輔助器的目的是為了什麼？目的是讓病人可以等待心臟移植的機會。但是對於八十二歲的老人家來說，他排得到心臟移植嗎？

有那麼多年輕的心臟移植等待者排在他前面，台灣的器官捐贈者又那麼少，每次真的有人捐贈器官，按照排序和各種考量，老先生幾乎沒有移植的機會。但他還活著，整天與那台巨大的心室輔助器連在一起。心室輔助器很笨重，他要推出房間都不容易，最後只能整天躺在病床上發呆。

我每次看見他躺在病床上，一臉落寞的樣子，也不曉得要跟他說什麼才好。有一次他跟我商量說：「柯醫師，這台機器實在太大了，不方便行動。能不能換個小一點的機器，讓我可以回家。」

我很坦白地告訴他，「你這台機器是台大醫院的財產，你住在醫院內，算是我們借你用。你要換小一點的主機帶回去，那就得自己買，成本七百萬。」他一聽這話，沉默不語。他自費裝心室輔助器已經花了超過兩百萬，若要買小型的主機帶回家，必須再花七百萬，所以他後來再也不提要換裝主機的事了。就這樣，老先生在病房裡足足住了七個月，最後得了憂鬱症。

不知道是幸還是不幸，有一天老先生突發中風，全身癱瘓陷入昏迷。病人的兒子不忍見父親這麼折磨下去，於是跟醫師說：「既然他已經這樣了，請你們把心室輔助器給拆了吧。」如此一來，老先生才真正得到解脫。

後來我常常想，安裝葉克膜對需要的人來說是救命，但對某些人來說，卻可能是惡夢的開始。以老先生為例，當他心肌梗塞急救時，如果沒裝葉克膜，他可能當場就走了。我們給他裝了葉克膜，又裝了心室輔助器，他醒來後也充滿求生意志，還想要等待心臟移植的機會。然而，移植排序的規則明擺在那裡，花錢也輪不到他，於是他就卡在不死不活的深水區。

我們都知道，老先生不可能得到心臟移植的機會，但如果沒有病人和家屬的同意，誰也不敢拆掉他的心室輔助器。就算病人和家屬都同意，除非病人已經病危，甚至陷入昏迷，否則醫師也不敢拆除機器！所以一開始裝上葉克膜，對這位病人真的好嗎？後來的醫療過程，對家屬來說更是沉重的負擔啊。

醫療項目，每一樣都明碼標價

以前我擔任加護病房主任的時候，每天進行查房，除了檢查病人、開處方、床邊臨床教學以外，最重要也最殘酷的工作，就是必須決定要放棄誰。

加護病房的床位有限，可容納的病人數固定，而且永遠有電話詢問是否有空床，因為有病人需要轉進來。當加護病房床位不緊的時候，我們就能在病人身上多花點時間，治療得久一點，給治癒率低的病人多一些機會。但是當床位緊迫的時候，就逼得加護病房主任要做出決定，存活機會低的病人就無法給予太積極的治療。

由此來看，葉克膜的存在對加護病房醫療團隊的影響特別深。當我們知道，不裝葉克膜，病人一定死，但裝上葉克膜之後，病人可能會活，可是資源有限，不可能每個病人都裝，接著就必須決定，到底存活機率多低還可以裝葉克膜？

但憑「裝了可能會活」這一點，有的醫師會堅持通通都裝，每一例病患都裝。面對我的質疑，總會有醫師用一句話來堵我，他們說：「你

> 醫師最重要也最殘酷的工作，就是必須決定要放棄誰。

怎麼知道他不會活呢？」然後自顧自的說：「人做人該做的事，神決定祂們該決定的事。所以我們先裝葉克膜，至於會死會活，就交給神決定。」但常常是他們做了人可以做的事，替病人裝上葉克膜，然後就把病人丟給我們，叫我們做神要做的事，去決定病人的生死。

多數人不知道葉克膜的價格。以我在台大醫院當時的情況為例，裝一套葉克膜，第一套耗材的費用是十萬，手術費再加一萬。而且葉克膜一旦裝上，二十四小時運轉，抽血檢查要錢、藥物要錢、後線的抗生素尤其貴。監視器要計價，狀況不好，使用的監視器越多，當然費用越高。護理步驟每一樣都要錢，打針要錢、換藥要錢，傷口越大、紗布越大塊，價錢越高。每分每秒都在花錢，平均一天要花三萬元左右。此外，一套葉克膜可以使用多久不一定，幾天後如果出現血栓、溶血等併發症，可能就要換一套新的葉克膜，耗材再加十萬。（資料來源參考葉克膜手冊第二版）

一個病人裝一個月的葉克膜，加總起來花費一百萬不算奇怪。

如果一例葉克膜的費用是一百萬元，但是救活的成功率只有百分之十，那麼每救活一個要花掉一千萬。如果成功率百分之一，那麼每救活

> 生命當然有價，健保的醫療項目，每一樣都明碼標價，清清楚楚。

一個就要消耗一億元的成本。

每次聽到有人信誓旦旦說「生命無價」，我心裡總想著：生命當然有價，健保的醫療項目，每一樣都明碼標價，清清楚楚。

Bedside OP & ECMO記帳單　床號：______　姓名：__________　____月____日

醫材	醫材碼	數量	醫材	醫材碼	數量
CB2505 , CB2503套包	20240800		L/R 1000 c.c		
Medtronic動脈導管Cannula	20240801		0.9% N/S 1000 c.c		
Medtronic靜脈導管Cannula	20240807		0.9% N/S 500 c.c		
MEDOS動靜脈導管Cannula	20240812		保羅輸血過濾器	20120101	
股動脈導管(Maquet)	20240815		Temp. Foley (自費)	20010508	
股靜脈導管 (Maquet)	20240816		A-line pressure kit	20430401	
Maquet pump head	**20360895**		硬延長線(短)	20221302	
MEDOS Pack	**20240806**		Distal perfusion catheter	ARHM745S	
TMC 25 or 38	20500333		大接小接頭	20525204	
Oxygenator (PRF)	20361051		3-way	20003700	
MEDOS oxygenator	20361053		Carmeda tubing pack(一小包)	20240808	
Bioline PLS Maquet套包	20240704		CAVH Kit：D150/U	20120119	
			CAVH Kit：HPH jemi	20361303	
Change ECMO circuit	47089B0B		CAVH Kit：AV-600	20120112	
機器費用(每天一次)23天為限	47056A00		CAVH迴路管	20240810	
MEDOS apex LV cannula (自費)	20221310		亞培Set		
Levitronix pump head	20360897		CAVH引流袋	20460200	
EXCOR-Belin Heart cannula(自費)	20221311		CAVH 技術費	58007C00	
			i-START：CG-4	**00Z10200**	
血管識別帶	20415300		**i-START：CG-8**	**00Z10201**	
Prolene 3-0：VP522x	20300630		上下腔靜脈導管 (向OR借)		
Prolene 3-0 : 8558(小)	20300630		Argyle aortic perfusion cannula	20221300	
Prolene 4-0：8557	20300640		Hemashield platinum graft	20362515	
Prolene 5-0(大針90cm) : 8556	20300650		Ticron 0號　固定Sternal	20300911	
Prolene 5-0(小針75cm) : 8710	20300651		Ticron 2-0(大) 大人Cannula固定	20300927	
Prolene 6-0(大針90cm) : 8706	20300660		Ticron 4-0(大) 小兒Cannula固定	20300941	
Prolene 6-0(小針75cm) : 8712	20300662		AutoClip 血管夾(支)	20325320	
Prolene 7-0(小針75cm) : 8702	20300671		Auto Clip 血管夾(支)	20325321	
Pacemaker (Flexon) 小	20546227		Pace Wire	20546227	
Pacemaker (Flexon) 大 (10號)	20301010		Steel Wire：大，小(庫備)	20301000	
Vicryl 1-0 (Dexon, Polysorb)	20300218		Surgicel (庫備)	20452050	
Vicryl 2-0 (Dexon, Polysorb)	20300820		Pledget (豆豆) 1包	20360705	
Vicryl 3-0 (Dexon, Polysorb)	20300231		吸水球 Bulb (庫備)	20454100	
Vicryl 4-0 (Dexon, Polysorb)	20300240		矽質傷口引流套 (庫備)	20226106	
Nylon (Dermalon, Ethilon) 2-0	20300720		Fogarty 4# ~ 7# (治療單)	20221400	
Nylon (Demalon) 3-0 (庫備)	20300735		優碘OP-site 15 X20 (自費)	20450023	
Nylon (Demalon) 4-0(庫備)	20300740		優碘OP-site 60 X35 (自費)	20450024	
Silk 1號 (4-0) (庫備)	20300512		優碘OP-site 45 X90 (自費)	20450025	
Silk 2-0 (庫備)	20300525		**Terumo Wire**	**20305565**	
Silk 3-0 (庫備)	20300531		**Micro puncture**	**20210713**	
Bone wax (庫備)	20340900		Five way : RotaFlow 套包用	BSXW500S	
			HLS Set 健保碼 FHX03BEHLSQM		

醫療項目清清楚楚，每樣都明碼標價

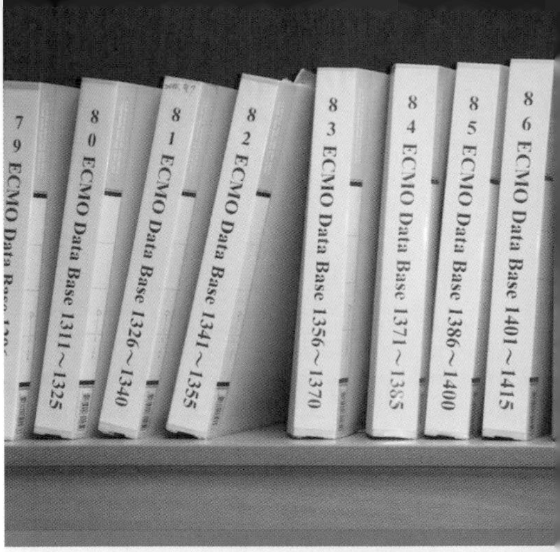

第五章

那些死亡病例教我們的事

站在人性的立場，我們當然會希望給予身邊親近的人更多照顧，但如此一來就可能出現資源分配不公的問題。如果這種情況在醫療中發生，怎麼拿捏標準就會產生許多爭議。

面對困難、解決困難，才會有所進步。在急重症醫療領域，我們常常遇到前所未見、難以解決的病例，好比前面提過呼吸衰竭併腎功能衰竭的病患，如何結合運用葉克膜和洗腎機，教科書裡沒有教，我們只能自己想辦法。我常說醫療團隊必須是一個解決問題的團隊，病患有什麼問題，我們就必須解決什麼問題。

這也表示我們經常得處理各式各樣、從未想像過的病例，對急重症醫師來說，每天上班都要面對不同的挑戰。這是難處，也是好處，因為如果一個醫師永遠都在處理相同的病例，肯定難以突破現狀。

人只有在遭遇困難的時候，才會激發出創意，想出新的解決之道，從一個全新的問題中，找到一些創新的解答。

成功讓人原地踏步，失敗促使技術突破

沈教授因心肌梗塞入院搶救，我們給他裝上了葉克膜，隨後進行心臟移植手術。沒想到移植的心臟卻不跳了，只好再裝回葉克膜繼續等待。又過了七天，再有心臟移植的機會，於是進行了第二次移植。

第二次心臟移植過了幾個星期後，我們都以為過關了，病人卻發生急性排斥，最終宣告失敗，我們沒能把沈教授救回來。

大部分的人面對失敗，會把它當成恥辱，掩蓋起來不去看。但我的態度相反，我會把失敗病例攤開來徹底檢視，寫檢討報告，分析原因。研究沈教授的病例時，我們才發現移植手術後的排斥有兩種，一種是較常見的細胞排斥；另一種較少見，是抗體引起的排斥，往往心臟切片檢查時，顯微鏡下所見的變化不大，實際上心臟功能卻很糟糕。

病患使用葉克膜時，因為每天都需要輸血，而輸血會刺激人體產生抗體，更容易發生排斥現象。所以安裝葉克膜的病人，如果後續要進行

移植手術，排斥的機率會增加，術後照顧必須更注意。

在沈教授的病例之前，我們臨床所見的排斥反應大多是細胞排斥；在沈教授的病例之後，我們才了解到還有更棘手的抗體排斥問題。這是以前沒有遇過的醫療問題，如何使用全新的抗排斥藥組合？這又是一個必須解決的課題。

壓力與困難促進了醫學的進步。這個病例也帶來新的刺激，讓我們更深入探討醫學倫理的問題。

當年為沈教授安排第二次心臟移植手術時，醫院內部也有人提出質疑：「為什麼這個病患可以有兩次心臟移植的機會？而且還是在兩個星期內，做第二次移植手術？」

答案說穿了很簡單，因為病患和醫院有密切的關係。

沈教授是台大醫學院免疫研究所的所長，是對醫界貢獻良多的重要人物，是我們的ＶＩＰ。我們實在太希望他能活下去了，我們也背負著不能失敗的壓力。

站在人性的立場，我們當然會希望給予身邊親近的人更多照顧，但如此一來就可能出現資源分配不公的問題。如果這種情況在醫療中發生，怎麼拿捏標準就會產生許多爭議。

面向陽光，把影子留在背後

張振聲事件曾在網路上喧騰一時。他原本是台大土木系的學生。二〇〇〇年三月的一個下午，他在學校操場跟同學一起打籃球時突然昏倒。學生們慌慌張張向校方報告，校方召來救護車，但救護車開進校園後，才發現球場外圍設了欄杆，救護車無法直接駛入，只得所有人合力把他從操場抬出來、送上救護車，再送到台大醫院。

在急診室搶救時，我們為張振聲裝上葉克膜。雖然救回了他的性命，但長時間的腦部缺氧損傷，卻讓這個十九歲的青年從此成了植物人。一個年紀輕輕、前途不可限量的孩子，因突發意外終身纏綿病榻，他的父母自然是不能接受，他們無法原諒學校和醫院，於是走上曠日廢時的司法訴訟之路。

這起事件在外人看來不過是一則新聞，對他的家庭來說卻是一場噩夢。然而，這場意外後來也促進了台灣急救與醫療系統的改革。

以前台灣的救護車沒有配備心臟電擊器，經過此事後，我們把電擊器列為救護車的基本配備。如果當年救護車上有電擊器，雖然車子被擋在球場外，但救護人員可以攜帶電擊器趕至操場內，先電擊讓病人的心跳恢復過來，再把人送去醫院，減少腦部持續缺氧的時間，也許患者就不會因缺氧變成植物人了。

另外，該事件發生在二〇〇〇年，當時台大校園周邊最近的醫院是三軍總醫院，考量距離遠近，救護車應該優先將人送往三總急救。但當時大家覺得台大學生出了問題，應該送往台大醫院，於是捨近求遠，浪費了寶貴的搶救時間。有鑑於此，後來我們建立了「緊急醫療網」，做了區域畫分，就是為了避免同樣的問題再度發生。

直至今日，張振聲的父母仍然辛苦照顧著他們的孩子。二十年來，很多人都看過張爸爸悲憤的文章。我也曾兩度發信給張爸爸談及張振聲的急救，很希望能夠安慰他。

向病患家屬解釋醫療過程時，我常說：「以目前的技術，我們只能做到這樣，也許十年、二十年後，科學再進步，會有更好的方式處理，但是現在就只能這樣了。」這是真心話，醫師並非無所不能，醫學技術的進步，或許以後可以讓我們解決現在無法解決的問題，但是也不可能什麼都能解決。

時代在進步，以前我當住院醫師時沒有葉克膜，碰到猛爆性心肌炎的患者，醫師束手無策，病患只有死路一條。但有了葉克膜之後，我們大約能夠救回七成的猛爆性心肌炎患者。

所以有人開玩笑說，猛爆性心肌炎病患的存活率有多少？就看病人被送去哪家醫院！沒有配備葉克膜的醫院，死亡率是百分之百，但有葉克膜的醫院，病人存活率就相對提高。

「佛度有緣人。」這句話聽起來像是在開玩笑，卻是事實。醫師經常是Do what you can do, and that's all.（做你能做的，但也只是如此。）這也是為什麼我的人生哲學是：心存善念，盡力而為。

「心存善念」是指我們要努力做好事、盡力做好事；而「盡力而為」所隱含的意思是，身為醫師的人，只能以現在擁有的技術，努力救治當下遇到的病人。

總之，沈教授、張振聲兩個病例雖然失敗了，可是對後來的醫療與急救措施卻產生了正面的效果。

> 身為醫師的人，只能以現在擁有的技術，努力救治當下遇到的病人。

過去二十年，醫學界有兩大進步領域，一是重症醫學，另一是癌症醫學。這二十年來，我親眼目睹重症醫學的快速進步，有了葉克膜、心室輔助器、連續性血液透析、血漿交換、器官移植等等創新的醫療技術，許多過去難以救治的病例，現在都有了活下去的可能。但這不表示我們是無所不能。

在我看來，今日的醫師仍像是一四九二年的哥倫布，在航向不可知世界的冒險旅程中前進。我們終究只能用此刻擁有的技術救治眼前的病人，或許不斷遭遇失敗，但只有面對失敗，才能創造更好的醫療環境——為了未來的病人。

> 或許不斷遭遇失敗，但只有面對失敗，才能創造更好的醫療環境。

寫給張振聲父親的信

〔第一信〕

張先生：
時代是逐漸進步的，
如果當時有更佳的緊急救護系統，
也許張振聲現在過著一個正常年輕人的生活，
但當時的時空環境並未如此進步，
這是時代大環境的問題，
我們也只能往前看，
希望從這個不幸的例子中，
找出我們可做哪些改進，
避免以後的人再遭遇同樣的不幸。

In fact, without ECMO, Mr. Chang had been dead at that time.
Maybe at this moment, we would say that we should not have set up ECMO on Mr. Chang.
However, as a human being, we do not know what will happen tomorrow.
We just do our best now and let God decide what will be tomorrow.
I can understand your anger and regret.
But no matter what you do now, you cannot change what had happened to Mr. Chang.
However, you can do something to prevent the same misery happens to other youths.
Do you know the story of 柯媽媽？

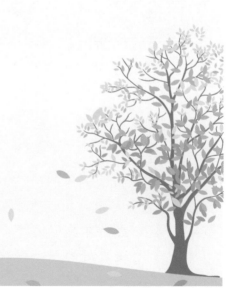

寫給張振聲父親的信

I sincerely hope that you can go through this misfortune.
Face the sun and the shadow will fall behind you.

事實上，如果沒有葉克膜，張振聲當時就走了。
或許此刻，我們會說當初不應該為張振聲安裝葉克膜。
然而，做為一個人，我們都不知道明天將會如何。
我們只能此刻盡力而為，讓上帝決定明天會發生什麼事。
我能理解您的憤怒與遺憾。
但無論您現在如何做，都已經無法改變張振聲的命運。
然而，您可以採取一些行動，防止其他年輕人遭受同樣的痛苦。
您知道「柯媽媽」的故事嗎？
我誠摯希望您能度過這場不幸。
面對陽光，讓影子落在後頭吧。

Wen-Je Ko (the person who developed ECMO system at NTUH)
2002年7月14日下午07:27

備註：

柯媽媽原是平凡家庭主婦，一九八九年她的長子將從東海大學研究所畢業，卻在學校附近道路上遭違規的聯結車從後方撞上，當場身亡。柯媽媽受此打擊，又眼見肇事車行老闆輕賤人命的傲慢態度，憤而決定以爭取立法的方式保障未來可能的受害者。柯媽媽雖然只有小學畢業，但為了推動立法，透過陳情、請願、發動抗議等種種方式，將草案送入立法院，同時學習議會規則，與立委折衝，忍受各方利益團體威脅壓迫，經八年奮鬥，《強制汽車責任保險法》終於在一九九六年三讀通過。

〔第二信〕

第三天醒過來了，為何第四天又昏死過去呢？

ANS:

This is the ischemia-reperfusion injury, ischemia can cause injury, but reperfusion can cause more damage.

We are studying how to prevent this problem, otherwise, this problem will repeat.

The patient seems to improve then goes downhill again.

I have been a doctor for more than 10 years.

No matter how hard we work and sometimes we really achieve some task,

but there are still more problems that we do not know how to fix.

There is always something that is beyond our capacity.

In fact, as I told you that the society makes a progress slowly.

In USA, due to social security system, your son will be taken care by some special organizations.

You do not have to worry about the high cost you need to pay.

In other developed countries, the same. However, here is Taiwan.

The income per capita is much less than those of other developed countries.

This is why what we are now. To hate cannot change anything.

I hope you can deal with this society with a more positive mindset.

I do not know how to comfort you, but take my advice, look forward.

If there be any help I can provide, please let me know.

答覆：
這是缺血再灌流造成的損傷，缺血可能引起損傷，但再灌流會造成更大傷害。
我們正在研究如何預防這樣的問題，否則類似問題將會重複發生。
病人看似好轉，然而會再次惡化。
我已經當了超過十年的醫生。
無論我們多麼努力，有時確實可以完成某些任務，但還有許多我們不知道該如何克服的問題存在。
總有一些事情超出我們能力所及。
事實上，就如我曾經告訴您的，社會進步是緩慢的。
在美國，由於有社會安全制度，您的兒子將可得到特殊單位的照顧。家屬不必擔心需要承擔高昂的費用。
在其他已開發國家，情況亦然。但是，這裡是台灣。
人均收入遠遠低於其他已開發國家。
這是為什麼我們現在僅能如此。憎恨無法改變任何事情。
我希望您能以積極的心態面對這個社會。
我不知道該如何安慰您，但期望您採納我的建議，向前看。
如果我能提供您任何幫助，請告訴我。

Wen-Je Ko,
2002年7月14日下午11:45

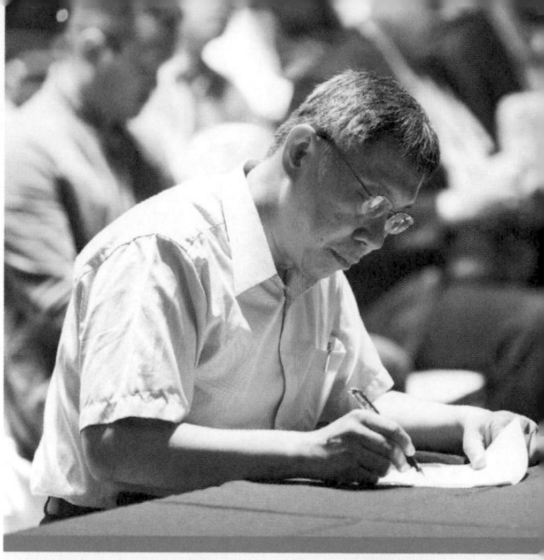

第六章 死亡讓生命更靠近

有時病人為什麼會死，我們不知道原因；有時病人為什麼能活，我們也不知道。預期會死的病人，可能因為天時地利人和種種因素，竟然又活了下來；覺得不可能會死的病人，卻有可能因為一點意外就走了。

關於葉克膜的使用，台大醫院有多年的統計數字。

一九九四年開始到二〇〇二年，也就是早期推廣葉克膜的階段，平均每年使用的次數大約是八十例。從二〇〇二年十二月一日起，因為健保把葉克膜列入給付項目，每年的使用次數不斷攀升。

若再仔細分析病人的存活率，就會發現許多值得思考之處。一九九四年，也就是最早推出葉克膜的那一年，使用葉克膜的病患存活率是百分之十八，之後持續上升，從二〇〇七年開始，病人的存活率提高到百分之四十左右。此後雖然葉克膜的使用量不斷增加，技術不斷進步，但平均存活率都落在百分之三十六到四十二之間。

存活率只能提升到一定程度，這樣的情況意味著什麼呢？

數字會說話

對於將這些數據對應到實務層面，我個人的解讀是：

一、如果葉克膜病人的存活率提高，醫師對葉克膜會更有信心，願意積極將葉克膜使用在存活率較低的病人身上，如此一來反而造成存活率又下降。反之，如果存活率下降，醫師就會採取較保守的態度，避免將葉克膜用在存活率較低的病人身上，然後存活率又上升。

二、醫師能夠忍受的死亡率，大約在六成左右。也就是說，如果葉克膜病人的存活率還不到四成，醫師就趨於保守。超過四成，醫師又變得積極。

三、結果就是，雖然葉克膜的安裝次數逐年增加，葉克膜技術也一直在進步，但病人的存活率始終保持在四成上下。

不過台大醫院的這份統計只是一個綜合的平均值。葉克膜可以取代心臟或肺臟的功能，所以在臨床使用上，也分成心臟外科的使用與胸腔外科的使用。

各自統計之後，發現胸腔外科使用葉克膜的病人存活率較高，大約四成五，而心臟外科的存活率較低，大概是三成五左右。

兩者之間的差距表示什麼呢？我的看法是，這顯示出心臟外科與胸腔外科在醫療上的「心態」差異。

不同科別的醫師，對於病人死亡率的容忍度不同。心臟外科可以忍受的死亡率較高，而胸腔外科能夠忍受的死亡率較低。也就是說，心臟外科在治療上比較主動積極，願意承受較大的風險去做治療，而胸腔外科的態度則較為保守。

分析這些數據，我不免感到疑惑，到底是因為醫師選擇了哪一個科別，所以受該科氣氛影響了心態？還是因為個人的本質如此，所以才會選擇加入哪一科？

我認為兩個因素都有，但後者居多。

前英國首相邱吉爾曾說過一句名言：「我們建造建築物，然後建築物塑造我們。」（We shape our buildings and afterwards our buildings shape us.）

就我自己的經驗，若問說內科當中哪一個次分科的醫師個性最急、動作最快？第一名當推心臟內科，其次是胸腔內科、腸胃內科、腎臟外科，而內分泌科的醫師性格最為溫和。道理很簡單，心臟停了，生死一瞬間，所以動作不得不快。呼吸又喘又急促，同屬緊急，所以次之。胃出血，拖幾個鐘頭還可以，但也不能拖太久。洗腎需要半夜緊急處理者當然有，但是大部分病例隔天早上再洗也可以。至於內分泌的問題，門診掛號再看就可以。

當然每個次分科也會遇上非常緊急、必須立刻處理的情形，但是一般而言，緊急性就如前述的排序。同理，外科裡面，心臟外科醫師個性最急，所以我常開玩笑說：「心臟外科的醫師都是行動派，劍及履及，想到什麼就做什麼。假如你動作很慢，千萬別去當心臟外科醫師，否則會害人害己。」

無論如何，葉克膜在台大醫院的發展是成功的，而它的運用確實對我影響很大。

做為一名急重症醫師，在台大醫院工作那麼多年，我的生活作息是固定的，幾乎每天天亮就進醫院，一直忙到深夜才回家。在醫院的時間，我也都是在辦公室、病房裡走來走去，除了醫護人員、病人與病患家屬，並沒有太多對外接觸的機會。加護病房的病人大多是插管接上呼吸器，無法講話，一旦拔管可以講話了，就被轉去普通病房，所以其實我很少需要和病人溝通，算是一個社會接觸不多的人。我之所以會被許多人認識，葉克膜占很大原因。

從一般大眾的角度看來，「葉克膜＋柯文哲」彷彿能夠逆轉生死，創造奇蹟，但其實葉克膜病人的存活率平均在四成左右，還有六成的病人是我救不回來的。

媒體通常只報導風光美好的一面，卻很少深入談到那些沒能挽救回來的病人；當然，醫院基於各種考慮，往往也只公布成功的消息。然而，無論救起來或沒救起來的病人，都是我行醫生涯的一部分，也都對我的人生觀有所影響。

葉克膜病人的存活率平均在四成左右，還有六成的病人是我救不回來的。

生死難定，學習看淡世間成敗

醫師做久了，對於很多事情不再像年輕時看得那麼在意，尤其是世俗中的成敗。年輕時的柯文哲與現在的柯文哲，想法截然不同。因為在面臨生死時，你會突然發現，一個人此生真正能夠掌握的東西，其實沒有想像中那麼多。

生命是充滿變數的，病患家屬經常問我：「手術成功率是多少？」「有多少機率能活？」面對這些問題，我很難給個確切的數字，因為在醫療現場，任何事情都充滿了不確定性。對群體而言，統計才有意義。但是對個人而言，遇到就是一，沒遇到就是零，所以沒有那種所謂的百分之三十的手術存活率。

我曾經碰過一個病人，術後裝上葉克膜讓他的心臟功能可以恢復。後來病況慢慢改善，病人的主治醫師認為，差不多可以安排時間把葉克膜拔掉，讓他轉回一般病房。

正巧這時病人的家屬跑來找醫師商量，說病人長期處於麻醉昏迷狀態，而現在家裡有些急事必須詢問病人的意見，希望醫師能夠協助，看能不能讓病人清醒過來。

主治醫師聽了這個要求，心想那正好，反正病人也快要恢復了，遲早得拿掉葉克膜，不如就停掉鎮定劑，讓他甦醒過來吧。

停藥之後，晚間加護病房的會客時間，病人醒了，與家屬談了不少話，大家看他的情況良好，都覺得安心不少。主治醫師也很有信心，告訴家屬，「等明天拿掉葉克膜，就可以轉入一般病房。」

結果當天半夜，意外發生。病人在睡夢中，腳一踢，把接在身上的葉克膜管子給踢掉了。那個管子的血流速是每分鐘兩千CC，管子一脫落，瞬間大出血，想救都沒辦法救，病人一下子就沒命了。

這種事情並不是單一個案，我在醫療現場看過太多案例。

我也經常碰到那種看起來沒有什麼存活機會的病人，連醫護也不抱期望，後來卻奇蹟似的漸漸康復起來。身為醫師，我真的不知道為什麼他會活過來。

在生死面前，我們只能盡力

曾經有個轉診到台大醫院的孩子。他的問題主要出在天生脊柱側彎嚴重，造成胸廓變形，連帶的肺部先天發育畸形。這樣的病人因為肺功能不佳，平時連一般的行動、說話都會感到很喘，經常因為一點小感冒而併發肺炎。

這個孩子被送進台大醫院的時候，情況已經十分嚴重，肺部衰竭，眼看就要不行了。我看了他的病情，覺得恐怕撐不下去，可是孩子還小，說放棄尚且太早，再加上孩子的母親全心全意照顧，我想無論如何還是必須繼續救治。

但是我也坦白跟他母親說：「妳知道孩子的狀況，他先天不良，又生了這場大病，即使能夠好轉，以後的情況可能也不會太好，妳要有心理準備。」

然而後來治療的結果卻出乎意料，那孩子竟然慢慢好起來，最後拔掉葉克膜，可以和母親一起回家。

所以我經常感嘆，有時病人為什麼會死，我們不知道原因；有時病人為什麼能活，我們也不知道。預期會死的病人，可能因為天時地利人和種種因素，竟然又活了下來；覺得不可能會死的病人，卻有可能因為一個小失誤、一點意外就走了。

這樣的事情碰多了，漸漸就明白什麼叫做悲歡離合、世事無常。無法掌控的事情太多，只能凡事盡力而為。所以後來無論在工作或生活上，我的態度都一樣，就是每天把自己該做的工作做好，其他的事情就順其自然，不要強求。

……

台大外科加護病房的人都知道，如果半夜裡病房出了什麼事，事無大小，只要打電話來叫我，我也不會生氣，爬起床、騎著腳踏車就再回醫院去看病人。原因其實是我非常討厭第二天查房時，發現病人情況不好，心裡後悔想著，「要是昨天晚上過來多看一眼就好了。」那種懊惱的感覺讓我非常不舒服，所以不管什麼時候，只要有人叫我去看病人，我就過去。去了也許不能解決什麼問題，但是至少我盡力了，我不想要事後才覺得遺憾。

在生死面前，很多事情真的只能盡力去做，不管結果如何，但求一個問心無愧。

這也是為什麼，每當我碰到病患家屬面臨艱難抉擇，不知道如何做決定時，我都會跟他們說：「只要想想，如果十年後回過頭來看，這是最不會後悔的決定，那就是你現在應該做的選擇。」

在生死面前，很多事情真的只能盡力去做，不管結果如何，但求一個問心無愧。

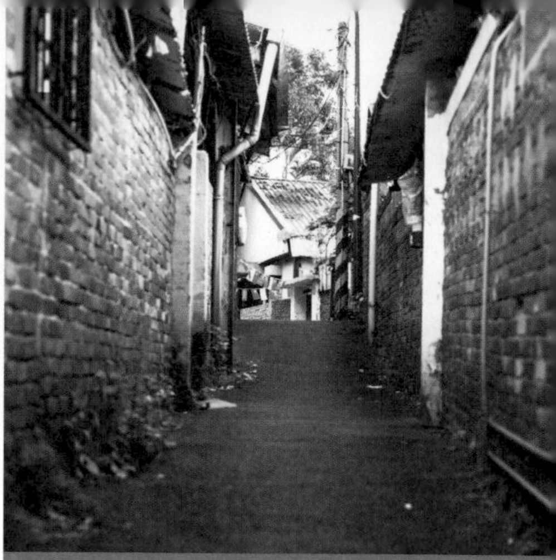

第七章 請在天黑以前關機

等到他們談完之後，家屬退出病房，我們再進去協助病人關機，讓病人安詳離開。最後再請家屬進來幫病人換穿衣服，完成告別的儀式。醫生無法改變生老病死，只能讓人在生老病死之間少一些遺憾。

在醫院工作，經常會聽到病人或家屬抱怨，覺得是運氣不好、倒楣才會生病。但有時看似不幸的遭遇，帶來的可能是扭轉命運的契機。

突然的大病讓破碎家庭重新凝聚

我碰過一個病例，三十多歲的男性，從英國留學回來，在一家建築公司上班。有一天他外出開會，人忽然倒下，被送進台大醫院。但在送醫之前，周圍的人手足無措，不知道該怎麼做才好，放著他躺在那裡十幾分鐘，等到救護人員趕到現場才開始急救。

可別小看這十幾分鐘的空檔，急救的時候分秒必爭，超過幾分鐘的缺氧，即使人救回來了，就算不會變成植物人，也可能有腦損傷。所以等救護車把病人送到醫院，葉克膜小組評估他的狀況後覺得不太妙，況且我們也找不到他的家屬，本想放棄算了。

幸好很快有人回報訊息，說這個病人的妹妹是台大醫院的護理師，只是今天沒有上班，一時間聯絡不上。內科的醫師就過來拜託說：「是自己人，幫幫忙，救救他吧。」於是我們給他裝上葉克膜，轉入加護病房繼續治療。

說也奇怪，病患的情況如此嚴重，通常家屬收到消息都會立刻趕來關心，但他的家人卻不聞不問。病人的妹妹後來有出面辦理入院手續，可是簽完手術同意書，掉頭就走，完全沒問起哥哥的狀況，也沒進加護病房探望，之後更是沒再出現。

後來病人的情況起起伏伏，第一次急救時裝的葉克膜摘除之後，病情未見好轉，反而越來越糟糕，最後左心室功能衰竭，不得不再裝一次葉克膜。

在這個過程中，我們好不容易聯繫上病人的父親。

有時看似不幸的遭遇，帶來的可能是扭轉命運的契機。

我告訴他父親，「你兒子現在心臟功能不好，只能等待換心。」我們給他裝上左心室輔助器，為他多爭取一些等待心臟移植的時間。之後病人慢慢清醒過來，在加護病房裡住了整整四個月。

因為腦部病變，即使清醒過來，病人的智力也很難完全恢復。他住院時間太久，又缺乏親友陪伴，所以時常鬧情緒，總吵著要見家人。他的家人們接到消息後才陸續到院探訪。

我看這家人的相處覺得奇怪，不知道他們的關係為什麼如此疏離又冷漠。後來跟病人的父母談過之後，他們告訴我：「唉，如果沒有兒子這場病，我們一家人早就散了。」原來他的父母感情不睦，分住兩地不相往來，只差沒有簽字離婚。病人的妹妹在成長過程中，對這個成績優秀、出國深造的哥哥懷有心結，覺得父母重男輕女，只在乎哥哥，不在意自己，所以兄妹隔閡很深，幾乎沒有交集。但因為這場突如其來的大病，分崩離析的家庭才有了重新團聚的理由。

這場大病對病人來說，雖然是厄運，是災難，但對整個家庭來說，卻得到了破冰的轉機。

後來這個病人靠著葉克膜、左心室輔助器的支持，熬過了漫長的等待，得到換心的機會，移植手術也很成功。不過因為先前缺氧導致腦病變，所以他的身體無法恢復如常，手抖、拿不了筆，還有各式各樣的症狀，生活方面雖然能自理，但是很難再回到職場。

其實病人的老闆願意讓他復職，只是他的身體狀況沒辦法符合工作需求，最後只能放棄。好在他有一個不離不棄的女朋友，出院後陪著他去做職業復健、學習電腦輔助工具，後來兩人成立了一間設計公司，繼續做建築規畫方面的工作。

這個故事有個值得一提的結尾。二〇一九年，蔡壁如偶爾碰到一位長者，對方問她：「妳還記不記得我？我是某某某的爸爸。」原來他就是當年那個病人的父親。他說他在雲林某宮廟擔任總幹事，邀請我經過虎尾時，一定要去該宮廟拜訪。

後來我經過雲林時就過去拜拜。媒體說我是故意去踩綠營的地盤，有拔樁的企圖，種種猜測其實都不是，就是單純受家屬邀請，去見個面敘敘舊，而這個人剛好是民進黨的地方樁腳。人活在世上有各種人際關係，可能是親戚、朋友、同事、同鄉、同一個教會的教友，甚至只是醫生和病人的關係，不是只有政黨關係。

最後的親子告別

葉克膜可以幫病人向上帝買時間，也可以協助醫療人員深入以往未曾探究過的醫學領域。它還有一項重要功能，無關乎治療，而是給臨終的病患與家屬更多時間，讓他們能夠接受現實，以及更有意義的是，讓他們能在最後階段好好道別。

曾經有個四十幾歲的女性病患。她幾年前就換過一次肺臟，但經過四、五年之後，出現慢性排斥，需要再度移植，於是入院等待。

我們給她裝上葉克膜，讓她在胸腔外科的加護病房裡住了一段時間。但是在台灣，等到肺臟移植的機率實在很低，她等了很久都沒有移植機會，眼看病況越來越糟，也不再適合移植了，主治醫師告訴病人的丈夫說：「這次真的沒有移植的希望了。」

那時候葉克膜小組每兩個星期會跟黃勝堅醫師開會，討論一些需要安寧照護的個案。胸腔外科加護病房的護理師就提出這個病例，詢問該如何處理。

經過內部討論之後，我們組成了一個溝通小組，與病患家屬坐下來

> 葉克膜還有一項重要功能，無關乎治療，而是給臨終的病患與家屬更多時間好好道別。

好好談這件事。

她的先生雖然不捨，但慢慢也能夠接受事實。他告訴我們，他都已經準備好了，希望能讓妻子安心地走，但是他們還有一個十歲的兒子。他說：「我和兒子討論過，小孩也能接受這個事實。可是我太太因為使用葉克膜，長時間昏迷不醒，我們希望能有一個機會與她好好道別，不要留下遺憾。」

我們確認他的要求後，又問他：「什麼時間關機比較好？」對方表示，「希望能在太陽下山之前關機，不要等到天黑以後。」

理解家屬的期望後，我們做了一些安排，選擇下午兩點左右，加護病房裡比較安靜的時段，請病人的丈夫把孩子帶來醫院，陪在病人身邊。我們停掉鎮定劑，讓病人能夠在那個時間清醒過來，與家屬話別。

等到他們談完之後，家屬退出病房，我們再進去協助病人關機，讓病人安詳離開。最後再請家屬進來幫病人換穿衣服，完成告別的儀式。

園丁不能改變春夏秋冬，只是讓花兒在春夏秋冬之間開得好看一些；醫生無法改變生老病死，只能讓人在生老病死之間少一些遺憾。

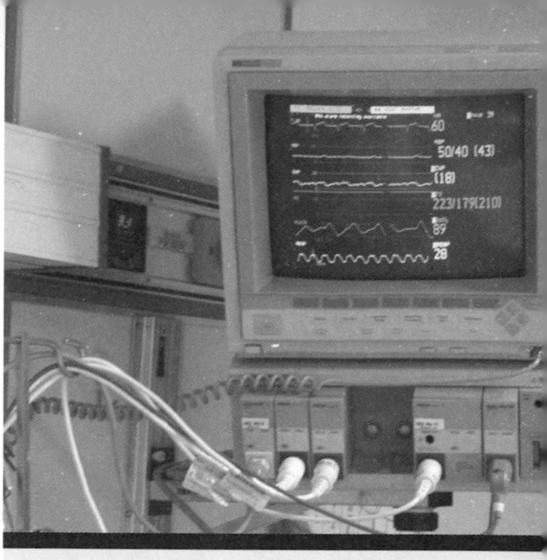

第八章

也許不是醫學極限，而是身體的極限

眼看病患家屬逐漸能夠接受現實，我們提出另外一個想法：「如果妳們都已經理解，知道病患的狀況是不可逆的，那麼有沒有考慮過結束她的痛苦，為她關機？」

葉克膜的適用範圍很廣，除了救人，有時候亦可用於安寧療護的領域，暫時維持病患的生命穩定。

台大內科加護病房曾經有一位六十多歲的女性病患，因為肺炎併發急性呼吸窘迫症，肺臟功能嚴重衰退。

這名患者有三個女兒，兩個住在海外，一個住在台灣。照顧媽媽的責任，自然落在台灣女兒的身上。事實上，平常主要負責陪伴病患的是一名外傭。這名外傭非常盡責，總是滿口親切呼喊「阿嬤」。每當病人的身體狀況惡化，她就會趕緊打電話通知家屬前來探望。

有一次病患女兒探病之後，向醫師表示，希望能給母親裝上葉克膜。

她說：「兩個住在海外的妹妹都想趕回來探望母親，至少要見到最後一面。但是她們各有工作，不是說回來就能回來。如果能夠替我媽媽裝上葉克膜，多爭取一點時間就好了。」

安寧療護上的不定時炸彈

醫師評估後也贊成她的看法，認為如果能安裝葉克膜讓病患的肺臟有機會得到充分休息，再加上抗生素等藥劑輔助，病患的身體應該可以再撐久一點。

裝上葉克膜之後，有一段時間病患的症狀明顯改善。內科的醫護人員眼看病人情況好轉，跟我們討論，希望能夠讓病人在白天的時候清醒過來，在外傭的陪伴下做點運動。我們甚至提早做了氣切手術，避免經口插管的不舒服和疼痛，影響她在病床上的活動。

沒多久，病人住在海外的兩個女兒也回來了。但是她們回來以後，真正的問題才開始。

有一句俗話是這麼說的：「住得越遠越孝順。」平常負責照顧的家屬長期與病患共同奮戰，一路走來，到了最後關頭，關於生死他們心中早就有數，也比較能夠接受現實，所以大多希望能盡量減少病人的痛苦。但是對於住在海外或遠方的親友來說，這是突如其來的噩耗，他們接到通知時，病人狀況往往已經很不好，而等他們趕到醫院，目睹親人躺在加護病房的模樣，心想怎麼會和上次看到的都不一樣了！殊不知上次見面可能已經是十幾年前的事了，這麼多年過去了，怎麼會一樣，更何況是在大病一場之後。

這兩個長年住在海外的女兒心中又是著急（沒想到十幾年沒看到的母親竟然變成眼前這個模樣），又是愧疚（多年沒照顧母親，都是姊姊在操心），而因為這樣的著急和愧疚，她們成為安寧療護上真正的不定時炸彈。

她們一進到醫院，看到母親的狀況，提出的第一個問題就是：「為什麼我媽會得肺炎？」緊接著一路追問下去，試圖從醫療過程中尋找蛛絲馬跡，奢望能夠挽回母親的健康。

然而這些問題累積起來，變成了對住在台灣的姊姊的質疑。而面對兩個妹妹的各種懷疑，姊姊又是憤怒又是委屈。三個女兒爭論不休，每次在醫院裡碰到難免吵吵鬧鬧。

在這個過程中，真正令人感動的，反而是那個與病人沒有任何血緣關係的外傭。她總是默默照顧病患，還主動向加護病房的醫護人員表示，希望能夠不受會客時間限制，留在加護病房裡照顧阿嬤。她告訴醫護人員，她可以為阿嬤進行復健、翻身，讓醫護們能有更多時間照料其他病人。

病患在加護病房住了兩、三個星期，狀況始終沒有起色。護理師在安寧照護會議上請教黃勝堅醫師：「這名病患已經六十多歲，肺部的損傷是不可逆的，而且她一直昏迷不醒，恢復的情況很差。如果真的到了最後關頭，我們該如何跟家屬討論安寧療護的問題？」

黃勝堅醫師決定主動去跟家屬談談。當時我們開始發展醫院裡的家庭溝通會議，目的是協助病患家屬了解所面臨的狀況，提供正確的對等醫療資訊，以利他們做出判斷與決定。而他與病人的三個女兒分別談過後，發現三人的想法與考量截然不同。

> 醫師必須協助病患家屬了解所面臨的狀況，提供正確的對等醫療資訊，以利他們做出判斷與決定。

她只是想要為媽媽多做一點什麼

住在台灣的女兒感到很無奈，她說：「我長時間照顧母親，已經很疲累了。我非常清楚媽媽的狀況，她是不會好了，但我不敢跟兩個妹妹說自己的想法。我怕假使我先提出放棄治療，會被妹妹或其他親屬責難，說我不孝順，說我想要逃避責任。可是她們都住在國外，回來只是短暫停留幾個星期，看一看、問一問就走，真正照顧的人是我。沒有人能分擔我的責任，我覺得很累。」

而兩個從國外回來的女兒們則不斷強烈表示，希望能用各種方式治療母親。她們希望能為母親施打不同的強心劑、抗生素，做更多積極的醫療嘗試，不願意就這樣放手。

眼看兩個妹妹堅持治療，大姊也改變主意，她說：「如果其他人決定救下去，那麼我也只能堅持到底。」

黃醫師見情況不對，趕緊告訴她們：「關於生死，不是指醫學上的極限，而是妳母親身體能夠承受的極限。如果妳們很堅持，當然可以這樣一個月、兩個月、三個月地撐下去，但是這樣做對病人真的好嗎？她

> 關於生死，不是指醫學上的極限，而是病患身體能夠承受的極限。

長時間臥床又昏迷不醒，她如果能夠表達，會怎麼跟妳們說？她會希望繼續接受痛苦的治療嗎？還是有別的想法和可能？這是妳們的母親，請妳們好好為她考慮一下。」

兩個較小的女兒，其中一人的態度總是特別積極又直接，經常提出很多醫療意見，想要替母親爭取更多治療的可能。原本醫護人員都對這位強勢的家屬有點敬而遠之，但在會談中她說起自己的遭遇，卻是令人不勝唏噓。

她說：「我這一趟回來，原本請了兩個星期的假，但看媽媽這樣，我決定把美國的工作辭掉，回台灣專心照顧她。我欠我媽太多太多了。當年我姊姊出國，是因為她很優秀又會讀書，所以家裡送她出國發展。但我和姊姊不同，我沒有那麼長進，我能出國是因為我媽的全力支持。我曾經婚姻失敗，心情鬱悶又陷入嚴重低潮，媽媽看我這樣非常擔心，想要幫我脫離傷痛，於是建議我出國去找姊姊。後來我在美國落腳、定居，生活逐漸步入正軌，人也快樂起來。原本以為一切都會好轉，沒想到媽媽卻病了，還病得這麼嚴重。我回來看她躺在病床上，一直昏迷不醒，還做了氣切手術，連說話都沒辦法……我心裡很難過，充滿罪惡感。我知道我一直在追究你們醫療上的問題，但我並不是真的想要為難大家，我只是想為我媽多做一點什麼！」

黃勝堅醫師很體諒她的處境，但是話也說得直接。他說：「辭職是妳的決定，可以體諒。但是在醫療上，我們只能告訴妳，就算妳回台灣親自照顧母親，她也很難再多撐一、兩個月。生命有限，她終歸還是要走的。」

聽到這番話，她不由得痛哭失聲。

眼看病患家屬逐漸能夠接受現實，我們提出另外一個想法：「如果妳們都已經理解，知道病患的狀況是不可逆的，那麼有沒有考慮過結束她的痛苦，為她關機？」

兩個女兒聽到這樣的建議，顯得非常激動：「這怎麼可以呢？這麼做不是等於謀殺嗎？」

於是我們趕緊照會倫理學醫師前來開了一場諮商會議，與家屬、臨床醫師等人一起坐下來懇談，了解實務上的規定與做法，也說明醫療上的考量。最後家屬總算能夠接受，選擇了安寧醫療的照顧，也同意我們走關機的行政流程。

然而整個程序到最後並沒有完成，因為當時進行這套流程相當曠日廢時，每一個步驟都需要經過漫長的等待、好幾次的照會，因此在臨床上很難執行。最終行政流程還在跑，病人的身體早已經支撐不住，離開了人世。

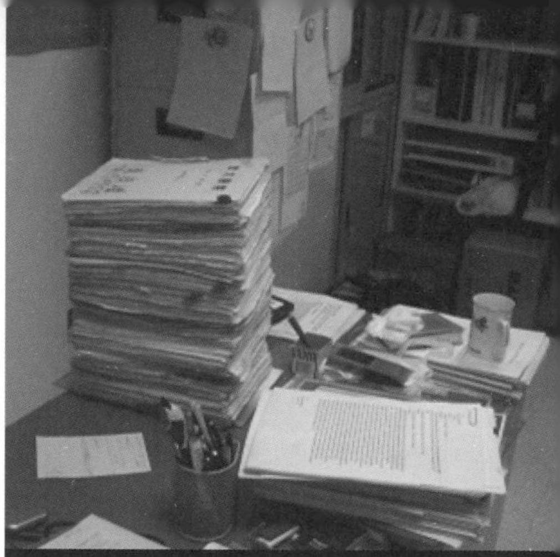

第九章

殺人未遂有罪，救人未遂有罪嗎？

以加護病房團隊的眼光來看，「這個病人已經無法離開加護病房了，沒有複雜的維生系統支撐，他就不會活了！」這種情況就叫做社會死亡。病患無法離開加護病房，更無法離開醫院，當然也回不去社會。

隨著科學的進步，人工器官越來越多，取代原本人體器官的功能。例如血液透析（俗稱洗腎）可以取代腎臟的功能，很多腎臟功能完全喪失的病人，依賴定期的洗腎，可以存活十年以上。而葉克膜可以取代部分心肺的功能，過去罹患急性心肺衰竭的病人幾乎都難以救治，現在則有機會存活。

每一個進步都會帶來新的問題

雖然人工器官的進步很快，但是機器畢竟比不上演化超過近億年的人體器官，隨著使用時間的延長，就會出現各種副作用和併發症。所以現階段來說，裝置葉克膜也只是向上帝買時間，等待病患的心肺功能自行恢復，或者等待一個難以預知的心肺移植機會。

如果病患的心肺功能不會恢復，也不適合做器官移植，怎麼辦？這時候使用葉克膜等於是延長死亡前的狀態。倘若病人已經意識不清、陷入昏迷，我們還比較容易向家屬解釋，試著說服他們停止治療，讓病人好好離開。但實務上其實連這麼做都相當困難，往往經過溝通後才發現家家有本難唸的經，攸關生離死別的問題時，病人不再是單純的一個人，而是有各種糾葛不清的關係。很多時候我都覺得他們需要的不是醫師，而是社工。

甚至有些情況是，病患、家屬都搞定了，反而是醫護人員有意見，只好將案子送醫學倫理委員會繼續討論。

以前的經驗常常是我們還沒討論完，病人已經撐不下去過世了。但是隨著各種病例出現，經過一次又一次的討論，醫護人員逐漸能夠釐清各種盲點、得出共識，讓我們在處理後續的案例時，可以更從容自信地說：以前有個案例如何如何，我們當時是怎樣處理的。有了更多經驗值，家屬也會更加信服醫護人員的建議，整個溝通過程就比較不會那麼折磨人了。

我想社會就是這樣進步的吧！

然而，進步的過程總是有其代價，或者說是社會成本，因為每一個進步都會帶來新的問題，例如「救人未遂」的問題。

設想一個長期洗腎的病患，一個星期要做三次血液透析，每次四小時，每次脫水兩公斤。假設有一天他因為心肌梗塞，心臟功能從此大為損傷，出現慢性心臟衰竭，無法再承受四個鐘頭脫水兩公斤的血液透析。這時候就必須延長每次洗腎的時間，減緩脫水的速率。隨著心臟功能越來越差，洗腎的時間就必須更加延長，甚至只好使用連續性血液透析。然後他就被迫要住進加護病房，接受連續性血液透析。

最後情況會演變成，病人的意識清楚，只是再也無法離開加護病房了，因為他隨時都要跟洗腎機連在一起，否則身體機能無法正常運作。時間久了，家屬也習以為常，以為可以就這樣繼續拖下去。但是長期住在加護病房裡，除了對病患本身的心智是極大考驗，不管打針、抽血、用藥，每樣醫療處置都有它的風險，連續性血液透析本身也有副作用，也就是說，住在加護病房的病危病人遲早會出事的。

我聽過一個笑話，家屬抱怨說，我爸爸住進加護病房之前都好好的，為什麼進了加護病房之後，情況一直變差。醫生沒好氣地回說：如果你爸爸好好的，怎麼會被送進加護病房？

最多的醫療不是最好的醫療

我經常提到一個概念：滿意度等於實際值除以期望值。當病患家屬心裡懷有很高的期望，不管後來實際發生了什麼事，因為分母（期望值）太大了，所以滿意度都會很低。

這就是我們在臨床上處理所謂慢性病危病人的困境，因為家屬看病人的外觀好像都還好好的，狀況也一直都算穩定，所以抱持過高的期望。他們沒有想到的是，病人之所以看起來還好好的，是因為使用了最高端的現代醫學科技才能維持下去。

醫生是人，不是神，治療時間久了，還是會有疏忽或是沒有預料到的併發症，因而引起病人的損傷，甚至死亡。可是因為家屬的期望太

> 滿意度等於實際值除以期望值。當家屬的期望太高，對於醫療結果往往非常不滿意，醫療糾紛也因此發生。

高，所以對這樣的結果往往非常不滿意，醫療糾紛也因此發生，這就是所謂「救人未遂」的來由。

以加護病房團隊的眼光來看，「這個病人已經無法離開加護病房了，沒有複雜的維生系統支撐，他就不會活了！」這種情況就叫做**社會死亡**（social death）。病患無法離開加護病房，更無法離開醫院，當然也回不去社會。這樣的人，照顧上稍微有所差錯就會死掉，需要連續性且仔細的照護、調控才能存活。

但以這樣的方式存活在世界上有什麼意義呢？理智告訴我們：繼續拖下去，將虛耗昂貴的醫療資源、耽誤其他迫切需要加護照顧者的救治機會，也會將家屬拖累得更不堪。

…… ……

我當醫學生的時候，教授告訴我：「醫生以救人為天職。」但是他們卻沒有教我，救治到什麼程度就該停手。過去經驗告訴我們，遇到病例時總是要努力救治，想盡辦法把人給救回來，或者延長死亡過程的時間。後來因為重症醫學的進步，我們真的有可能救到讓病人死狀悽慘、家破人亡。這也逼得我們不得不重新思考：若最多的醫療不是最好的醫療，那麼最適當的治療應是如何？

這是我離開醫界時，正在思考的問題。

> 若最多的醫療不是最好的醫療，那麼最適當的治療應是如何？

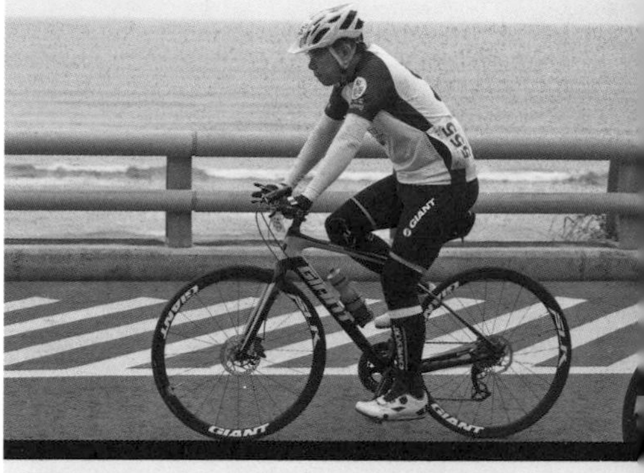

第十章

那些走過的路與山後的風景

從醫師到市長，我思考的邏輯還是一樣，
希望能將人性帶入冰冷的醫學和政治場域，
有更多人性的關懷和省思，改變的夢想才會成真。

人的行為受過去生活經驗所影響。我做過最久的工作是台大醫院外科加護病房主任，一做就是十七年。這個紀錄很難被打破。

除了外科加護病房主任，有五年半的時間，我還兼任創傷醫學部主任。我在葉克膜、器官捐贈系統方面也做了相當多的努力。而在離開台大醫院前的最後四年，我建立一個新制度：hospitalist system（駐院醫學制度、急診後送病房）。

台大外科加護病房的病床數有一百多床，所以那十七年裡我幾乎每天都看著病人被抬進來和抬出去，看盡生離死別與悲歡離合。

看多了也看久了，漸漸領悟出一些道理。

許多病人在被送入加護病房之前，和你我一樣是健健康康的正常人，可能因為一個意外、一場突發的疾病，人就不行了，躺在病床上被推進來急救。病人進來以後會如何發展，是逐漸好轉、康復出院，還是就這樣走到生命盡頭被抬出去，醫生也難以預料。

所以我養成了一種態度：不對未來的事情做過度的猜想與預設，每天把該做的事情做好，別去想太多。

從搶救生命到堅持社會公平正義

回顧從醫歷程，每一個階段的發展與重心，都顯示出我當時追求的目標。

葉克膜的發展研究，是對醫療科技的追求，是為了搶救病患生命；建立器官捐贈移植系統，則是對於社會公平正義的堅持。

在器官捐贈移植登錄系統上線之前，台灣社會並不是沒有人捐贈器官，只是以往病患遺愛人間，將器官捐出，都是在哪間醫院捐贈，就用在那間醫院裡。這種情況導致器官分配不均，甚至造成浪費的問題。

比如說，A醫院裡有病患捐贈器官，如果院內有適當的受贈者，自然會安排移植手術，但如果A醫院沒有適當的受贈者怎麼辦？通常醫師會打電話給關係良好的B醫院或C醫院詢問，看其他醫院有沒有受贈需求。然而，如果D醫院裡有需要的受贈者，但因為A院與D院之間沒有暢通的聯絡管道，或者兩間醫院的醫師根本關係不睦，D院的病患就可能失去了移植的機會。

更糟的是，長久這樣發展下去，病人捐贈的器官反而成為少數醫師做公關的工具。

我目睹當時情況，深深覺得台灣需要建立一套公平的配對規則，所以開發了器官捐贈移植登錄系統，讓捐贈者的遺愛能夠發揮最大的效用，也讓那些需要器官移植、苦苦等待的病患們，能有更公平的受贈機會。這一套系統是當時全世界第三套系統，美國一個、歐盟一個，台灣是第三個，連日本都還沒發展。為了確保台灣的每一間醫院都能夠有效發布與取得訊息，我們採用網路系統連線，其重要意義不言可喻。

台灣需要一套公平的配對規則，讓捐贈者的遺愛能夠發揮最大的效用，也讓苦苦等待的病患們，能有更公平的受贈機會。

保障雙重弱勢病患，推動《病人自主權利法》

接著我把注意力轉移到安寧療護的修法工作。不少人覺得我這段經歷很奇怪，他們認為我是重症醫療的專家，怎麼會跑去關注安寧醫療的問題？起因同樣是一個令我印象深刻的病患。

有位肺動脈高壓的女性病患，年約五十多歲，未婚，沒有子女，家屬代表是她的姪子，一位大學教授。

末期肺動脈高壓的病人，唯一存活的機會就是肺臟移植。但因為台灣器官捐贈數量很少，尤其是肺臟，所以等到移植的機會渺茫。這位病患很清楚自己的處境，事先簽下了ＤＮＲ（不施行心肺復甦術）的同意書，表明假使有一天她真的不行了，又等不到肺臟移植，請我們不要給予急救，尤其不要裝葉克膜，她希望自己能夠從容離世。

病人的情形每下愈況，最後實在不行了，血壓開始往下掉。這時她的教授姪子忽然出現，威脅醫師如果不幫她裝葉克膜，就要提告。負責的醫師因為這樣的威脅，只好給病人裝上葉克膜。

我得知消息後，連忙追問說：「病人不是已經簽了ＤＮＲ嗎？她事先就交代不要急救，你怎麼能違反她的意願，給她裝上葉克膜呢？這不是罔顧她的權益嗎？」

醫師一臉無奈地說：「可是，柯P，只有活人才會告我們啊！」

我可以理解那位醫師的心情。病患的家屬是知名教授，高知識、高社經背景，態度強勢又揚言提告，面對這種威脅，醫師也不想自找麻煩，最終只能選擇屈服。

但這不是這個故事最可悲的地方。

女病患在一連串急救後慢慢甦醒過來，她原本已經做好離開人世的準備，現在醒過來了，發現自己被插管、接上呼吸器、四肢綁在病床上，股動脈、股靜脈被插上了葉克膜的管路，全身動彈不得、到處疼痛、發不出聲音。她的憤怒無法用言語形容，雖然不能出聲，卻拚命用殘存的力氣拍打病床，怒目瞪視周遭的醫護人員。

她就這樣延續了半個月的生命，不算死去，但也不能算是活著，躺在病床上，靠著機器勉強撐住一口氣，忿忿地看著周遭。我真不知道該如何形容她的痛苦。

在她離世前的半個月，只要醫護人員施打的麻醉藥、鎮定劑劑量少一點，她稍微清醒過來，就會憤怒拍床。

這麼多年過去了，我仍然無法忘記她那種絕望且憤怒的模樣。這個病患就是所謂的「雙重弱勢」。當一個人處於弱勢，很難保護自己的權益時，她更有可能被犧牲掉。那個病患因為被插管、裝上葉克膜、綁在床上，沒有能力捍衛自己的決定，只能躺在病床上任人決定她的命運。她的身體弱勢造成她更加弱勢。

這個案例帶給我強烈的震撼，所以我後來投入了病人自主權利的修法，希望透過法律保障這些弱勢病人的醫療權利。

二〇一六年，台灣通過了《病人自主權利法》，簡單來說，這個法律就是在規範病人預立醫療的決定，由病人在尚能自主決定時，先安排好自己日後的醫療方針。法案的提出者是罹患罕見疾病肌肉萎縮症的楊玉欣女士，法案的主要精神是尊重病人，讓病患有權利決定日後該如何治療自己。

正視法令的缺失，彌補生命的遺憾

推動《病人自主權利法》，除了上述案例的影響，也因為台灣的法令中有三大問題，造成這種雙重弱勢的現象。

第一，有關病情告知與醫療選擇，病人經常缺乏優先權，也沒有自主權。

理論上，病人本身應當被告知自己的病情，並且能夠決定自己要接受何種治療。但是醫療實務上，醫師經常未告知病患真實情況，而是告訴家屬中最強勢的人，由他決定如何治療。例如一位老婆婆生病了，醫師會直接向她兒子說明病情，討論如何治療，從頭到尾老人家可能都不知道她得了什麼病、要怎麼治療，也沒人問過她的想法。

為什麼病人自己無法決定該如何被醫治呢？為什麼病人經常到了最後關頭，對病情仍然一無所知？家屬往往基於害怕向病人坦白，或擔心病人得知病況後傷心難過，於是選擇隱瞞。還有許多情況是，即使病人已經做了決定，但家屬基於「我是為了你好」，或是自身價值觀影響，而改變病人的決定。

> 病人本身應當被告知自己的病情，並且能夠決定自己要接受何種治療。

但是真正該了解病況、決定如何治療的人，不應該是病人自己嗎？

第二，當時的醫療體系缺乏病人預立醫療照護計畫的權利。什麼是預立醫療照護計畫（Advanced Care Plan）？這是指一個人可以安排將來在什麼樣的情況下，要得到什麼樣的治療，或是拒絕什麼樣的治療。

你有沒有思考過這個問題：如果有一天，你突然發生緊急狀況，例如重傷失去意識、長期昏迷，或是罹患重症，生命進入倒數階段，你會希望自己得到怎樣的醫療照顧？是急救到底，還是安寧療護？

預立醫療照護計畫，就像是為自己的未來人生預做規畫。我們既然可以為自己設定想要追求的生活，應該也要能夠為未來可能的病況做好安排與準備。

第三，《安寧緩和醫療條例》只適用於末期病人。

當時施行的《安寧緩和醫療條例》，其適用範圍有相當的疏漏，主要是針對末期病患，許多疾病的患者因為不屬生命末期所以無法適用。

比如說，癌末病患可以根據該條例為自己做醫療方面的安排，委任醫療代理人；但植物人、失智者，甚至像楊玉欣女士那樣的肌肉萎縮症患者，就不適用此法。可是植物人長久臥病在床，失智症患者走到最後也會造成家庭沉重的負擔，肌肉萎縮症患者病況惡化下去需要靠呼吸器維生，這些不屬於生命末期的病人，同樣有醫療自主權的需求。

以現今的醫療條件來說，植物人可以活很久，當年中山女高管樂隊指揮王曉民就是一例。一九六三年，王曉民十七歲時因車禍變成植物人，後來她以植物人的狀態存活了四十七年才過世。這是一個醫療照護上的奇蹟，但對她的父母來說卻是漫長且沉重的壓力。

她的母親曾向立法委員請願，希望能夠盡快推動安樂死的立法，讓女兒從悲慘的命運中解脫，但因為當時的社會風氣無法接受這樣的做法，結果不了了之。

尊重病人自主，維護病人善終的權利，並且讓醫生好好扮演生命園丁的角色，是我協助推動《病人自主權利法》的起心動念。由於擔心法案衝擊太大，所以後來訂了一個「日出條款」，該法案在二〇一九年才正式上路。

讓每個人都能夠生活得好一點

幾年前台北市立聯合醫院推動居家醫療服務，碰到一個案例。病患叫阿正，三十八歲就中風，之後一直靠著哥哥照顧。

阿正的家在老舊公寓二樓，沒有電梯。他中風後要上下樓，全靠哥哥或扛或揹，但隨著哥哥年紀大了，體力不堪負荷，無法再揹他下樓，所以有十五年的時間，阿正沒有踏出過家門一步，也沒有去看過醫生。

阿正生活的空間狹窄，老式浴室有道門檻，他因為坐著輪椅，連浴室都不方便進去。也因為房間不夠寬敞，輪椅難以進出，所以家人將客廳改造成他的起居空間，他就只能在小小的客廳裡活動。客廳有一扇窗戶，是他十五年來唯一能夠與外界接觸的管道。他只能透過窗戶窺看外面的世界。

北市聯合醫院辦理居家醫療服務時，里長通報這個案例，於是醫師前往探視、評估，開始為阿正安排正規的醫療服務。物理治療師介入，協助阿正復健，他因為長期臥床、缺乏運動而無力的手腳逐漸有了力氣。另外，阿正的哥哥也學會了正確移動病人的方式，讓他不至於每次搬扶阿正時都弄得自己腰痠背痛，甚至受傷。

我每隔半年會去視察居家醫療，給醫護人員鼓勵打氣，順道看看還有哪些需要改進之處。當我見到阿正時，隨口問了他：「你有什麼願望嗎？」原以為他會說一些大願望，沒想到他說他最大的心願，是能下樓到對面公園的里民活動中心，跟大家唱一首〈愛拚才會贏〉。

一個如此微不足道的願望，對阿正來說，卻是十五年來可望而不可及的夢想。

我問居家醫療團隊，有沒有解決的方法？他們討論老半天，因為公寓的樓梯太窄、坡度太陡，最後只能請替代役的年輕人協助，將阿正揹下樓，讓他坐在輪椅上，推到里民活動中心唱歌。

你可以想像阿正下樓後的愉快心情。他困在小小空間裡，坐牢般待了十五年，下樓之後無論看到什麼都新奇。他還如願以償在里民中心大聲唱歌。我們常常以為病人需要的是電腦斷層、核磁共振、標靶治療，殊不知有時他們只想要下樓去唱個歌，一個十五年來無法實現的微小願望。

醫生無法改變生老病死，但我們有能力讓人在生老病死之間，活得快樂一些、舒服一點。在醫療園地裡，有時是園丁照顧花草，有時是花草的枯榮度化了園丁。聯合醫院努力推動居家醫療，因為他們知道，醫療不應該只局限於醫院，更要走進社區、走進住家，照應那些被忽視的弱勢，主動關懷他們。

台北市的醫療水準可謂全台之最，卻還是有很多醫療照護不到的角落。隨著高齡化社會發展，那些住在老公寓裡的長輩們，如果他們行動不便又無人協助，公寓又沒有電梯，老舊住家等於是困住他們的監獄。我身為市長能做的，是盡可能推動都更、補助老公寓增設電梯，甚至派醫師去病人家裡執行居家醫療，用各式各樣的措施，照顧這些像阿正一樣無法走出家門的人。

在許多對醫學系學子演講的場合中，面對一雙雙充滿熱情的眼睛，我總是不厭其煩告誡他們：「醫師不能無視於病人的痛苦。」我希望他們最終不論從醫與否，都要保持一顆良善的心，對別人的遭遇感同身受，莫忘初衷。

從醫師到市長，我思考的邏輯始終一樣，希望能將人性帶入冰冷的醫學和政治場域，當我們能有更多人性的關懷和省思，改變的夢想才會成真。

> 醫師不能無視於病人的痛苦。請記得保持一顆良善的心，對別人的遭遇感同身受，莫忘初衷。

【結語】

對抗死神的天使，還是對抗上帝的魔鬼

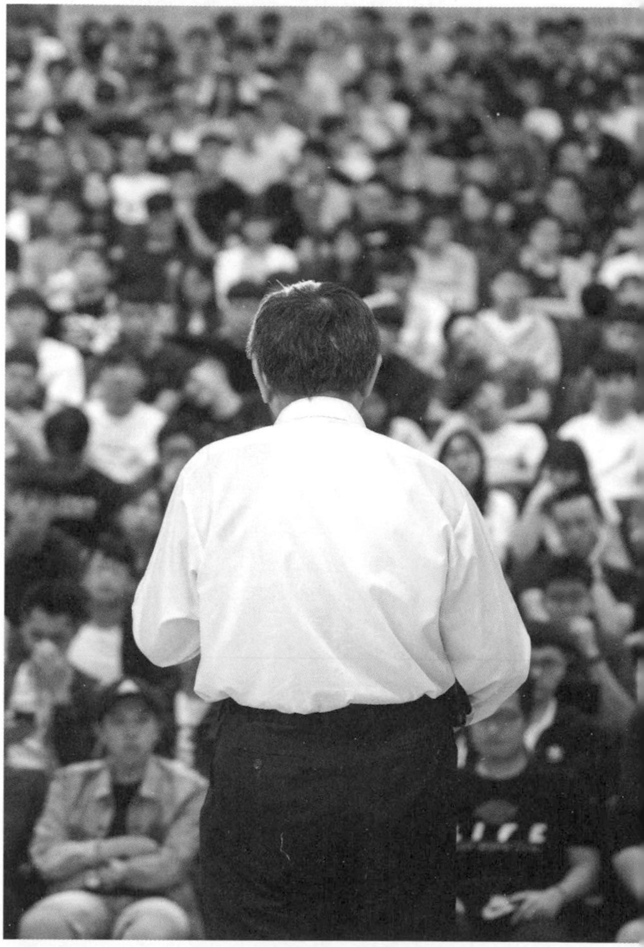

本書談了許多關於葉克膜的故事，以及所衍生出來的醫學倫理和生死議題。

比較少人感興趣的是葉克膜的發展過程。葉克膜並非一開始就是我們現在看到的樣子，它經過不斷的改進和研發，一點一滴地進步，才成為世界上數一數二的急救設備。

早期的葉克膜幫浦是有軸心的，運作時因為軸心不停轉動，軸心處容易產生血栓。使用時間久了，產生的血栓打入病人體內，就會出現併發症。後來經過持續改良，捨棄了軸心，採用磁浮幫浦，再加上抗凝血劑的塗層，有效減少血栓的形成及併發症。

我在發展葉克膜技術的二十年間，親眼目睹了急重症醫療的突飛猛進。而我離開台大醫院前的幾年，持續探索的一項研究，是希望透過葉克膜，解開生死之謎。

以前我們為病人安裝葉克膜，裝上之後生死難料，通常必須經過一、兩天觀察，才能判斷病人是否有存活的機會。

即使到今天，我們仍然無法理解，為什麼在急救後，有些病人能夠活下來，有些病人會死去？如果我們能夠早一點分辨出病人會死還是會活，並且知道原因何在，也許就能夠做點什麼，讓本來會死去的病人有機會活下去。

能夠早點知道病人生死的機率，亦有助於決定後續治療。再者，如果我們能夠找出影響生死的原因，就有可能介入治療去改變病人生死的發展。也就是說，如果我們知道生死之路是什麼模樣，醫師就可以努力讓病人更靠近活著的這一邊，增加存活率。

我們在安裝葉克膜後的不同時間為病人抽血，研究其變化。通常血液中的細胞發炎指數過高，表示身體內部一直遭到破壞。安裝葉克膜後六到八小時內，發炎指數過高，死亡率也較高，例如白血球介素（interleukin, IL）中的第六、第八因子（IL 6, IL 8）過高的一組。這代表了，安裝葉克膜六小時之後，從臨床外觀我們還無法分辨病人會死還是會活，但是抽血測IL 6, IL 8，血中濃度高的病人，隱含的意義是他的身體組織遭到嚴重破壞，預測死亡率也會比較高。

我們也研究病人體內的活性氧類（Reactive oxygen species, ROS）指數，白血球在受刺激時會釋放活性氧類，嚴重休克需要急救的病人，裝上葉克膜後兩個小時，若血中的活性氧類指數幾乎沒有反應，病人存活率就很差。因為在急救後兩小時，雖然病人外觀看不出變化，但若抽血檢驗沒有發現任何活性氧類反應，表示病人休克嚴重到連白血球都沒有功能了，也預告休克所造成的其他器官受損和後遺症會逐一出現，最後導致死亡。意思是，雖然病人還沒有死亡，但白血球已經先死了，白血球比病人本身更早預示死亡的到來。

但如果在整個後續的治療過程中，活性氧類指數持續居高不下，這表示病人一直處在發炎狀態，預後也一樣不好。所以短期且適當強度的活性氧類指數有最好的預後，白血球不至於因嚴重休克導致完全無功能，身體也不是一直在發炎，顯示有持續性的器官損傷。

但活性氧類指數和體內的抗氧化能力是相對的。同樣的休克傷害，如果抗氧化能力強，活性氧類指數會相對低一點。而喝綠茶可以增加體內的抗氧化能力，理論上遇到休克時，可以減少氧化傷害，有較高的存活率。所以有一陣子，我很熱衷喝綠茶。

說起來，這一段研究歷程很像是瞎子摸象。但瞎子摸象是在同一個時空裡進行，而我們的研究則必須在不同的時間，研究各種因子的變化，再觀察各種因子在不同條件下的變化。同時進行觀察的因子越多，觀察的時間越密集，複雜程度就越高。我們歸納整理各種因子隨著時間的改變，企圖拼湊出不同預後的病人是否組合樣態也不一樣，藉此解釋影響後續生死的原因，當然最後目標是找出有哪些方法可以改變生或死的機率。

為什麼要及早判斷病患的生死呢？

當然，很大一部分原因在於希望發現新的治療方式，提高病患存活的可能。另一部分原因，則是希望早一點知道預後，可以減少無效醫療的浪費，同時減輕家屬的負擔。

……　……

曾有人質疑，葉克膜究竟是對抗死神的天使，還是對抗上帝的魔鬼？但醫學就是這樣，如果我們知道為這個病患安裝葉克膜的後果，是他終究會死，那我們當然不會裝；可是實際狀況經常是，安裝時我們也無法預料病人到底能不能活下去，要裝了一段時間之後才知道。那麼，裝上之後如果救不活，誰來負責幫病人關機？誰來善後？這就衍生出許多醫療倫理的爭議。

其實無論哪一個行業，提出問題往往很容易，但是要解答問題，不能天馬行空，還是必須從基礎研究開始。這就是基礎科學的迷人之處，我們可以將問題對照於實務，進行研究探索，促進臨床醫學的進步。

只是後來我離開了醫學領域，走上政治這條不歸路，恐怕沒有機會再繼續研究這個課題。對我而言，如果說離開醫學界有什麼遺憾，大概就是這一點。畢竟破解生死之謎對醫師來說是個充滿吸引力的挑戰。

我先前遇到前副總統陳建仁先生，與他聊天。我問他：「你做了四年的副總統，現在回到中研院去，還能接上研究嗎？」

他說沒有問題，因為即使在擔任副總統的四年內，他每個星期六、日都會回中研院，繼續研究主題。

我聽了這番話，有點悵然若失。我是民選地方首長，週末假日經常要工作、跑攤，根本沒有時間再做研究。「學如逆水行舟，不進則退」，算起來我離開醫療現場已經七年，要追趕這七年之間醫學的進步已經不容易。

曾有人問我，棄醫從政，後不後悔？這個問題，我很難回答。從某個角度來說，我雖然離開了醫療的急重症領域，但是當上台北市長，也算是投入政治的急重症領域。

「急救」彷彿是我的宿命。從醫院的葉克膜急救出發，現在我繼續為政治施行急救手術。

把自己先裝備好，成功機會就提高

台大醫院心臟血管外科教授黃書健

葉克膜是醫學發展重要的一部分。以心臟外科來說，葉克膜是體外循環系統的簡化版，體外循環用於手術，可以取代心臟的功能，讓心臟暫時停止；葉克膜用於加護病房照護，則可提供病人器官修復的機會。葉克膜是我們心臟外科日常工作的內容。

現在的醫學有很多次專科，這些專科的運作呈現橫向和縱向的分隔。當專業分工越多，交會點就更趨專精。在心臟外科，有門診、急診、開刀、住院、加護病房，如果是急診科醫師，就只會照顧到急診患者。而葉克膜可以運用在各個專科的交會點上，所以很難單獨切開來看，好比做急診的人跟急救的葉克膜比較相關。葉克膜就像一枝筆，放在不同地方，就有不同的用途。它是一種支持工具，放在不同科別、不同場合、不同病人身上，會發揮不同的用途。而醫師則扮演縱向連結的角色，跟其他不同領域產生合作和交疊。

一九九四、九五年葉克膜開始發展之初，我還是個學生，剛聽到葉克膜及柯P

等人的事蹟。進入外科住院醫師第二年，很長一段時間要輪值加護病房，柯P會來查房，所以跟他有了較多接觸。當時他的辦公室就在加護病房旁邊，他每天早上查房，晚上會在辦公室待到十一點才回家。後來我選擇走心臟外科，跟葉克膜的關係就更密切了。

住院醫師完訓後，我參與更多葉克膜的案例，也開始自己操作，進行葉克膜急救。本書中提到的葉克膜器械包，就是當初我為了安裝葉克膜的效率而設計的。這個被稱為PCV13的器械包，裡面包含醫師開刀要用到各種器具，過去都是等到要開刀時才把器具一樣樣拿過來，東拼西湊較為耗時，把所有東西整理成一包，放在葉克膜戰車上，再把耗材擺上去，院內院外急救都可以使用，速度和效率都提升。

當年我們有不少到外院接葉克膜病患的案例，我戲稱我們是葉克膜搬運工，甚至把這些經驗寫成一篇論文。其實台灣接外院病例的狀況跟國外不一樣，台灣的救護車小，道路也比較狹窄，實際操作的難度高，加上經常是在晚上運送，救護車飆起車來，若要在車上準備藥物或輸血，就很容易暈車。我們還曾經遇過車上保險絲燒掉，所以後來會準備充電電池和備用電池，最後為了一勞永逸，請救護車改良電壓。通常外院接病人需要兩個醫師加一個葉克膜技術員，若患者已裝好葉克膜，則是一個醫師加技術員。當時我們小組全台都有接送病患的經驗。

當上主治醫師後，我轉往小兒心臟外科發展，跟葉克膜依舊關係密切。小兒葉克膜和成人葉克膜的差別在於，病人的大小差很多，所以耗材（管路、插管）不同，雖然主機相同，但整體來說照顧要更精細；兒童使用葉克膜難度更高，以新生兒來說，必須從頸動脈置入，頸動脈才零點三公分，相較於成人置入的股動脈約一公分，細非常多，必須更加謹慎。另外就是疾病種類不同，小兒葉克膜主要適用於新生兒呼吸疾病及先天性心臟病（新生兒罹患先天性心臟病比例約千分之八），大人則是急性心肌梗塞、心肌炎。

台大醫院一開始是把葉克膜用在開心手術的術後照護，後來開心手術的技術進步了，術後較少使用到葉克膜，反而多運用於急救、心肌梗塞和移植的手術。而小兒葉克膜的存活率在二〇〇一年前只有兩成，現在的存活率至少超過一半。

二〇〇三年剛當主治醫師那年，我跟著一個老師連續開了三台刀，三個病患都是新生兒，狀況不盡相同，但經大手術後都裝上葉克膜。那時候小兒葉克膜的存活率還不是很好，術後由我負責照護這三個病例，前後約一、兩個月的時間，我幾乎以醫院為家。當時我暗自決心，一定要讓三個孩子都活著出院，而最終他們確實也都順利出院了。

在這段葉克膜的學習過程中，我學到很多。以前沒有葉克膜，開完刀，病患不行就是不行了；但有了葉克膜，至少還有可以挽救的機會，也有機會找出問題究竟出在哪裡。

⋯⋯⋯⋯

有個病例是橫膈膜疝氣的孩子，出生時不到兩公斤，一邊肺沒有發育，我們幫他裝上葉克膜，裝的過程花了不少時間，還裝了兩次，術後也照顧很久。多年後，有天我女兒在院內的遊戲區玩，有個大概小一的孩子跟著她跑來跑去玩球，那個孩子的阿嬤過來跟我打招呼，我才發現原來他就是當年那個小嬰兒。類似的狀況，有個台大醫生同學的孩子，才幼稚園就因流感引發心肌炎而入院急救，我們替他裝上葉克膜，最終也康復出院，後來這孩子小學畢業時賽跑跑第一，高中也考上第一志願。

今昔對比，生與死之間，在孩子身上尤其明顯，尤其動人。

從醫二十幾年，我在孩子身上，看到不一樣的生死抉擇；遇到疾病，我們必須向家長解釋。很多「長輩」遇到孩子生病時，會有各自的考量，好比祖父母和父母的立場和利益就不同。祖父母考量的往往是怎麼做不會對自己的孩子造成負擔；而做父母則是不捨也不願放棄孩子。曾有個小孩是先天性心臟病，爸媽在醫療過程中總是愁容滿面，因為主宰經濟的公婆根本不想積極治療，這時就要以兒童本身的最佳利益為考量來做決策。

有時會碰到的情況則是，因為擔心大手術的後遺症和照護問題，父母一方會跳出來說不要積極醫治。碰到這種情況，我只能盡量讓孩子沒有併發症回家，有好的預後。

小孩子的生死問題和大人不同，大人強調「自主」，但小孩強調「對生命的尊重」，因為他們是需要被保護的，他們的生死由醫生決定。小兒的手術同意書形式上是代理同意，也就是要以孩子利益為考量，幫他做對他最好的決定，而不應以父母的決定為考量。

對醫師來說，生死是挑戰，也可能遇到挫折。關於挫折，我的態度向來積極，認為應該找方法避免挫折，真的遇到時要想辦法改進，避免再度受挫。找適合自己的領域發展，工作需求和能力相符，可以減少挫折，增加成就感；若總是受挫，就要考慮是否轉換領域。而在這當中，隨時思考和檢討改進，同時也要練習，把自己先裝備好，成功機會就提高。

【葉克膜團隊心得分享】

醫學進步需要嘗試和觀念革新，還有一個肯挺你的長官

台大醫院心臟血管外科主治醫師王植賢

台灣的心臟外科在一九七〇年代跟上世界潮流開始發展，一九九〇年代起飛，當時心臟外科的醫師們壓力很大，手術有著不能輸的壓力。這時候加護病房顯得相對重要，而葉克膜這種體外維生系統也提供了高階的支持。在那段醫學突飛猛進的時期，有一群人堅持不懈，明知不可為而為之，才有現在的進步。

其實當初不只台大醫院引進葉克膜，只是台大的作為更積極，將它擺在心臟外科，做了許多嘗試。當時外科主任朱樹勳教授鼓勵大家往前衝、勇於創新，士氣旺盛。其中尤以柯P和陳益祥教授雙雄，積極運用與累積成果，使葉克膜在台灣的發展，走了一條沒有人走過的路。過去國外主要將葉克膜用於小兒適應症，特別是先天性肺部疾病，而他們則將葉克膜用在教科書上的禁忌症，台大的第一例就是拿葉克膜做心跳停止的急救。

台大醫院在一九九四年開始第一例葉克膜，二〇〇三年達到五百例的規模，二

〇一四年就增加到兩千例，現今已超過三千例。

二〇〇二年我擔任住院醫師的第二年，有約半年時間必須輪守重症加護病房，跟負責外科加護病房的柯P有了更多接觸。當時我對於這個很敢講話、鼓勵講真話的老師頗為佩服，並非其他人不講真話，而是溝通方式的選擇，好比說面對同僚犯錯，有人會當面指責、有人私下指正，也有人什麼都不說。柯P是會當面直說的人，是少數還抱持「養不教，父之過；教不嚴，師之惰」的嚴厲老師。

印象中我被K過最慘的一次，是有個病患維生系統的主動脈氣球幫浦出了機器問題，當晚由我輪值，沒看出狀況，隔天早上柯P發現後，雖然病人沒事，我還是被罵了一頓。對於這種情況有些人可能會認為沒事就算了，可是如果沒有人告訴我，我不會學到這一課。儘管出於無心且不知，但柯P認為我應該要發現不對勁，找懂的人詢問，這樣才會進步。其實他是嘴壞心軟的人，後來我在旁邊看久了，慢慢了解他是對事不對人，評論和指責都是為了解決問題。

我會進心臟外科，很大程度也是因為柯P。

第一次出國參加學會，是柯P帶我去的。當時我還是住院醫師，他告訴我有個研究主題是關於心臟移植，他帶著我做研究、寫論文，一同到馬來西亞吉隆坡出席亞洲心臟移植學會的研討會。一般來說，邀請方會提供受邀演講的教授很好的接待規格，後來我才知道他們原本給柯P商務艙，但他請對方換成兩張經濟艙的機票，帶我一同前往，晚上我們就住在同一個房間。二〇〇五年我擔任總醫師時，跟他一起去美國德州參加ELSO（體外維生支援組織）年會，也是同樣的情況；我們在那個場合遇到了羅伯特・巴列特（Robert H. Bartlett），還是柯P幫我跟大師合照。

對我來說，柯P除了是專業上的老師，也是心靈導師。私底下更熟悉後，我常常找他閒聊和討論，在住院醫師和生涯發展的過程中，每當迷惘困惑時，他也是我的請益對象。我最感佩他的一點，是他的充分授權，他常說用人不疑，疑人不用；但充分授權也表示你必須扛起責任，過程中有任何問題隨時向授權者報告。

記得在我主治醫師第一年，當時柯P是外科加護病房主任，我接下了本書中提到葉克膜裝最久的病例阿文。這個病例讓我學到很多。照顧過程中眾人一度想放棄，因為病患的肺部看起來就是不會好。年輕病患一直醒著，我每天去看他，有問題就處理，有感染就換管子，提報肺臟移植卻都不適合。兩、三個月後，出乎意料的，病患的肺部一點一點好轉，最後竟然葉克膜和呼吸器都可以拿掉，康復出院。後來阿文一直在我門診進行追蹤，近幾年還有來看診。

那時候身為老師的柯P就在旁邊靜靜觀察我如何處理。他充分授權讓我嘗試不同做法，過程中他會問我這個東西曾經這樣做過嗎？你的理論基礎是什麼？我會加以解釋，他就沒再質疑。對於阿文這樣的病例，傳統上會將呼吸器的壓力設定高一點，目的是打出肺活量，一般來說每公斤至少要有五毫升，所以六十公斤的人起碼約三百毫升。但阿文有一兩個月的時間幾乎沒有肺活量，所以我們就把呼吸器壓力設定調低，讓他的肺臟可以休息，中間有段時間他肺活量不到五十毫升。

隔年，二〇〇九年，爆發H1N1流感，當時還沒有疫苗和藥物，那段時期有八、九個案例因此裝上葉克膜（成人流感裝葉克膜），疫情七月開始，我們一路忙到十二月，那幾個月我幾乎以醫院為家，回家也不敢碰剛出生的孩子，擔心病毒傳染。我們把在阿文案例中學到的經驗用在流感重症，後來這些病人全部過關，全部出院。

醫學進步需要嘗試和觀念革新，而創新要能夠成功，需要一個肯挺你的長官。醫學的改變一開始是量變，接下來就要質變。二〇一二年我申請赴美國賓州大學進修，柯P鼓勵我多去觀察對方的 infrastructure，體驗當地的生活。我研究的主題是低溫治療，尤其針對腦部，回台灣繼續進行葉克膜的頭部低溫灌流。這是下一個世代的發展趨勢，當葉克膜進展到一個程度，就必須開始質變。葉克膜急救有很多環節上的改善，不論救護隊或EMT，現在很多案例是在急診時就把人給救回來。到院前的處置進步很多，急診室也進步很多，交到我們手上的病患就需要更精細的處理，如何讓技術再提升，就需要質變。

……　……

十幾年的醫師生涯，對於每一個病患，我大概都知道他的職業、住在哪裡、家庭狀況。我認為這是醫師的工作之一，因為很多疾病和生活相關，怎麼處理也關係著整個家庭。

近來有個案例，一位四十幾歲的產婦，第三胎產後三天，心臟衰竭入院急救，裝上葉克膜，轉送台大醫院。病患的肝腎功能都很糟，隨時可能回天乏術。可是當我看著那一家人，覺得不能放棄——爸爸每天在醫院照顧媽媽，小五的大兒子每天帶著幼稚園大班的弟弟，搭火車從外縣市到台北的醫院看媽媽。後來我們幫她裝上心室輔助器，肝腎功能逐漸有了起色；不適合心臟移植，我們就幫她尋找資源，裝上植入型心室輔助器。她慢慢可以下床，最後出院回家。她後來跟我們說，她已經可以嘗試走五百公尺的路，送孩子去幼稚園上課。

看到這一切，我覺得自己做的事值得了。對於生死，當我們看得越多，往往會越看不開，因為我們看到很多不可能中出現了扭轉。有人問我：「什麼情況不會好？」我的答案越來越少。只要十個人裡面有一個活下來，就表示不是不可能，而且我們可以努力，讓活下來的人更多。病患什麼時候沒救？當醫護放手的那一刻，就真正沒救了。而葉克膜急救之所以能夠成功，就是因為我們對於生命的不放手，一直在想怎麼樣可以做得更好。

當然，當用盡一切可能辦法還是不行時，也必須老實對當事人和家屬說，現階段我已經把會的武功都打完了。對生命不放棄，所以我會更努力，但努力到極限，也必須據實以告。

常有人提到葉克膜的濫用。我認為所謂濫用並非結果論，而是要衡量出發點、初心和過程。一開始裝上後不積極處理，後面又拖著不盡力，這才是濫用。如果出於盡力搶救，也把握救治時間，矯正並調整各種做法，就算最終結果失敗，也是疾病的進程。

二〇一四年，柯P當選台北市長，我傳訊息恭喜他，他回我：「真正要學的是如何逆轉勝，在困境中不失熱情。」其實葉克膜急救正是如此，成功率一開始是百分之十，後來才慢慢提升，如果中間失去熱情，就沒有後面的成績。現在成功率可以到三、四成，就是因為我們保有熱情，思考如何從中累積經驗，從失敗中學習，不再重複錯誤。

【葉克膜團隊心得分享】

幸運草的珍貴來自它有四片葉子，而非因為第四片葉子

葉克膜技術員賴建亨

二〇一二年，我加入台大醫院的ECMO Team。這是一個任務編制小組，從院內外招募護理師，當時規模五個人。我們的主要工作是把葉克膜管路準備好，讓醫師接到病患身上，但在此之前，要先了解病患的狀況，跟主治醫師討論該怎麼做、適不適合裝；裝完之後，每天要觀察病人，臨床上有任何變化必須立即追蹤處理。

我到台大醫院時，柯P已經不是外科加護病房主任，所以我比較少受到他的臨床指導（或修理？）。跟他的互動，主要在每週一的SICU Meeting與葉克膜技術員會議。每個星期一我們會進行逐案討論，病人為什麼裝葉克膜、有什麼併發症、活的為什麼活、死的為什麼死，都要仔細檢討。不只是口頭討論，在開會前我們必須把病人資料完成，交給柯P看，而且要下結論，這是會議中最重要的一環，整理的過程壓力很大，但收穫也很多。這樣的逐案討論仍以不同形式持續至今。

臨床的異常也要寫檢討報告，而重點永遠是怎麼透過系統去解決問題，避免下

次再犯錯。再來就是編寫新的工作指引（Protocol）。柯P很忙，但每次我們交上去的報告他都認真以對，從大方向、內容的合理性，到標點符號、英文拼字錯誤等等，他都會挑出來修正，報告被他退回是常態。印象最深刻的是，我在第二年寫了一份Protocol，柯P最終核可的同時，還在上面寫下：「繼續努力，以後可以當軍機大臣。」這對當時的我是很大的鼓舞。

對於整個葉克膜團隊，我認為柯P留下很重要的一件事：建立企業文化。而我們現在也盡可能保存柯P留下來的文化，因為這些做事方法和態度是對的，是值得傳承的。好比說，加護病房守則第一條，「不對就是不對」，我們在醫療現場依然遵行。另外，最為人熟知的，就是SOP管理。

曾經有個A型流感的病患，裝了葉克膜後從外院接回，例行做心臟超音波時才發現是感染性心內膜炎，瓣膜受損導致肺水腫。後來這個病患做了心臟手術，修復瓣膜，順利出院。如果沒有過去建立的流程，照表操課，這位病患可能會被當一般病毒性肺炎處理而錯失治療時機。我們往往看到一種主要病症，就會忽略其他埋在裡頭的病症，所以很多時候，看起來沒意義的例行檢查很重要。

醫學的進步，就是在認真的文化下，累積出來的。

葉克膜讓很多不可能變可能，打破過去的醫療極限和生死定義。通常需要裝葉克膜的病患，不是死過一回就是生命垂危，除了很脆弱，病況隨時可能惡化。所以我一直覺得重症醫學是充滿挑戰而有趣的領域。葉克膜團隊從來都不只是「葉克膜」團隊，而是重症照護團隊，本質還是重症照護，葉克膜是最核心的工具。在這個團隊裡跟一群天才與巨人共事，從他們的高度看事物，從理解到解決問題的過程，是這份工作與重症照護最有趣的地方。

所謂葉克膜團隊，葉克膜是工具，主體是團隊。

先說團隊。坦白說，葉克膜的機械原理很簡單，難的是裝上後的照護和問題解決。單靠一個人無法從頭到尾照顧所有葉克膜病人，五人團隊也無法全年無休照顧每天五到八個葉克膜病人。單一科別無法治療越來越複雜的重症病人，一家台大醫院也無法滿足全台灣的葉克膜照護需求（台大醫院每年有兩百人次的葉克膜，全台灣每年一千四百至一千六百人次）。所以我們需要團隊、需要跨科部合作、需要把我們的經驗分享給有需要的醫院。這也是為什麼我常常在上課時跟後輩分享一句話：「幸運草的珍貴來自它有四片葉子，而非因為第四片葉子。」團隊的成功是許多團隊合作的成果。

再說葉克膜。我認為葉克膜就像加護病房的床位一樣，是稀有的公共財，有很強烈的排擠效應。就說最近，天氣突然轉冷，急診病人大增，我們用到沒有機器可用。裝了一個，給了一個人希望，卻奪走其他人的希望。所以一直以來我總認為規則清清楚楚，非黑即白，什麼時候能裝、什麼狀況不該裝，都要遵守indication（適應症），但凡事總有例外，而往往為此感到生氣無奈。這幾年我逐漸領悟，生死難定，裝了我們就盡力去做，我們是生命花園的園丁，不是神。

我記得有個小兒科的案例，因為預期葉克膜無法挽救這名病童，大家極力勸說家屬不要裝葉克膜，說服很久終於獲得同意，但專科護理師回來後感傷地表示：「爸媽只是想給孩子一個機會，為什麼所有人都認為父母不理性。」為人父的我，也可以同理這樣的心情，當父母的面對孩子生病，一定都想要為孩子做些什麼，任何機會都不願意錯過。理智與感性的拉鋸，總是不斷在醫療現場上演。

我是打棒球長大的，做葉克膜某種程度跟打擊很像，三成以上的成功率就已經出類拔萃，所以失敗是常態、挫折是必然、疲乏也在所難免。很多病人裝上葉克膜沒多久就過世，有時候太難過了，躲到角落去掉眼淚又何妨，擦乾眼淚再上，並且再想想，重來一次有沒有辦法做得更好。如果對日復一日的工作感到疲累，我的建議是：試著去學習新的東西，不管是不是跟工作有關，探索的過程、看到自己的進步，可以讓人燃起對生活的熱情。

【葉克膜受惠者父親的告白】

他的出現，帶給家屬很大的心理慰藉

台北市議員林國成

「這兩、三天不會死。」這是我在台大加護病房外，柯P跟我說的第一句話。

二〇一四年，柯文哲當選台北市長的那一年，我連任台北市議員。當時二十九歲的兒子擔任我的競選總幹事，克難型的選舉方式沒日沒夜操勞，他反覆感冒好一陣子，也只是吃個成藥就撐下去。十二月二十五日就職典禮，住在基隆的兒子身體不適無法參與，三天後他就被送進基隆長庚醫院急救，而且一入院馬上發出病危通知。我從台北趕到基隆的醫院，尚有意識的兒子握著我的手，不斷跟我說：「爸爸，對不起。」

經診斷是猛爆型心肌炎導致心臟及多重器官衰竭，CPR、插管、洗腎一連串緊急醫療處置讓我們慌了手腳。我記得我問醫師，情況最嚴重會如何？得到的回覆是「很快就會走」！送入加護病房一小時後，主治醫師甚至宣告：「恐怕不行了，心臟一分鐘只跳二、三十下，強心劑也沒用，心跳、血壓都上不來，今晚可能得準備後事。」我聽了實在難以接受，忍不住落淚。

我不斷詢問有沒有其他救治方式，醫師說最後能做的就是裝葉克膜，暫時取代心臟的功能……一聽到葉克膜，我馬上想到柯P。

平常我總是在做選民服務、大小問題都沒在怕，聽到兒子的狀況卻頓時不知所措，徬徨無助之下，我以一個病患家屬的身分，發了一封簡訊給柯P：「市長，我是林國成，小犬因猛爆性心肌炎急救中。我只有這一個兒子，請您救救他。」我本來沒預期行程滿檔的市長會積極回應，後來才知道經他協調，由當時黃世傑醫師、台大醫院心臟內科主任黃瑞仁、心臟外科主任陳益祥協助安排，當晚十點將已經裝上葉克膜的小兒轉送台大醫院。

十點三十五分，我站在台大加護病房外，心情七上八下，「今晚可能得準備後事」這句話一直在我腦中迴盪。看著全身插滿管子的兒子，家人哭成一團，根本不知道接下來要如何是好。

十點四十五分，病房外的電梯門開了，柯P提著公事包走出來，我們彷彿在海中載浮載沉的人突然看到了救生圈。我上前說了句，「市長，謝謝。」眼淚差點奪眶而出。但他神情嚴肅、一語不發走進病房，我只能瞥見他在裡頭確認與交代各種事項。十五分鐘後，他走出來，我迎向前，他第一句話就說：「這兩、三天不會死。」我跟太太聽了臉一垮，心想這句話是什麼意思？是只能活兩、三天嗎？那第有些人說柯文哲白目，但做為一個兒子被葉克膜救回來的父親、領教過他說話風格的病患家屬，我在他身上看到了醫者的風骨，那是三十年的經歷養成，不說假話、不給不切實際的期待，走實路、做實事，正是如此才值得託付與信賴。

The chance favors the prepared mind.

心得筆記

心得筆記

心得筆記